Alimenta el sueño
para un cerebro sano

Alimenta el sueño para un cerebro sano

Guía práctica para dormir mejor y alargar la vida de tus neuronas

Raquel Marín

Rocaeditorial

© 2022, Raquel Marín

Primera edición en este formato: marzo de 2022

© de esta edición: 2022, Roca Editorial de Libros, S. L.
Av. Marquès de l'Argentera, 17, pral.
08003 Barcelona
actualidad@rocaeditorial.com
www.rocalibros.com

Impreso por Egedsa

ISBN: 978-84-18557-82-8
Depósito legal: B 1976-2022

RE57828

A las personas queridas de mi vida
que lo darían todo a cambio de mi sonrisa

Índice

Sin sueño no hay vida

El sueño es el vínculo esencial entre la salud y el organismo.

$\mathcal{P}$asamos un tercio de nuestra vida durmiendo. Puede parecer una pérdida de tiempo, pero dormir es esencial para nuestra existencia. Los estudios científicos efectuados en animales de experimentación demuestran que, si se les impide dormir durante varios días seguidos, se induce la muerte.

> ## En animales de laboratorio, la privación de sueño puede matar
>
> Cuando se efectúan estudios en animales de experimentación en los que se infringe una carencia crónica de sueño, los primeros síntomas que se observan se relacionan con cambios en la temperatura corporal, menor capacidad cognitiva, cambios en el peso y en los marcadores metabólicos, infecciones y lesiones tisulares y, en última instancia, la muerte.

Esta necesidad vital de dormir se está convirtiendo en sí misma en una auténtica pesadilla para muchos. A principios del siglo xx las personas dormían unas dos horas más de lo que duermen actualmente. Los horarios nocturnos, el exceso de trabajo, los dispositivos electrónicos, la contaminación lumínica y de ruidos, las pandemias, los conflictos socioeconómicos y un largo etcétera de factores físicos, mentales y contextuales han empeorado la calidad del sueño. En consecuencia, se calcula que al menos un tercio de la población sufre de trastorno del sueño ocasional (los que más) o crónico (los que menos). Además, los trastornos del sueño a todas las edades han aumentado en épocas recientes con la crisis sanitaria y socioeconómica, la reestructuración de la vida personal y laboral forzada, las incertidumbres y la angustia.

La falta de sueño afecta al sistema inmune, cardiovascular, metabólico, muscular y por supuesto al sistema nervioso. Las secuelas de los desvelos generan fatiga mental, pérdida de la concentración, merman la memoria, afectan al ánimo y envejecen el cerebro prematuramente. También retrasan el desarrollo y la consolidación de los circuitos neuronales durante la etapa del crecimiento. Por añadidura, la angustia y la desazón que se generan por no poder dormir retroalimentan este círculo vicioso.

La investigación en torno al sueño está en pleno auge, si bien está aún cargada de preguntas sin responder. Saber más de por qué dormimos y cuáles son las mejores pautas nutricionales, farmacológicas, terapéuticas y de estilo de vida constituye un aspecto esencial de la investigación actual. Como en todo lo relacionado con la actividad cerebral, el intestino y la microbiota intestinal también se están mirando muy de cerca para crear pautas correctivas para dormir bien.

¿Quieres dormir mejor y despertarte descansado? ¿Quieres conocer las pautas adecuadas para conseguir la mejor higiene del sueño? ¿Los mejores alimentos y cómo el intestino contribuye a dormir bien? ¿Te gustaría conocer para qué sirve dormir y las enfermedades relacionadas con dormir mal? ¿Quieres saber lo que se está haciendo actualmente en la vanguardia de la ciencia para intervenir en el sueño?

Si estas preguntas te interesan, tienes en tus manos el libro adecuado.

El libro aporta información fidedigna y completa, con base científica, que te ayudará a hacer del sueño tu aliado del día y a mejorar la calidad de tu vida y de tu salud.

Aspectos del libro destacados:

- Para qué dormimos. La evolución del ser humano ancestral en la forma de dormir para llegar a las pautas de sueño actuales.
- Las formas diferentes de dormir según la edad, el género, la etapa hormonal y los parámetros específicos de cada persona.
- Las fases del sueño y cómo se comportan las neuronas y el cerebro en cada una de ellas según el momento de la vida.
- Las funciones reconocidas del sueño desde la reparación genética, la actividad metabólica, las funciones de «limpieza», el refuerzo del humorístico, la influencia en el ánimo, en las emociones y en la creatividad, la modulación del sistema inmune y endocrino, y hasta la influencia en la forma de comer y gestionar las kilocalorías ingeridas.
- Qué ocurre por la falta de sueño y diferenciar las patologías del sueño. La influencia de la carencia del sueño en los adolescentes, los deportistas y en las diferentes etapas de la persona.
- Aprender las patologías más comunes asociadas con dormir.
- Las técnicas que existen actualmente para la higiene del sueño y para el tratamiento del insomnio, incluyendo algunas técnicas ancestrales y otras vanguardistas.
- La influencia de la microbiota intestinal y la alimentación a la hora de dormir.
- Los alimentos y complementos alimentarios que contribuyen a dormir mejor y los momentos del día para comer esto o lo otro.
- La respuesta sencilla a preguntas comunes sobre si se puede recuperar el sueño durmiendo el fin de semana, a qué hora es mejor hacer deporte, efecto del café, del tabaco y del alcohol, si la práctica sexual ayuda a dormir mejor, sobre el contenido de los sueños y las pesadillas, etcétera.
- Una pincelada sobre técnicas vanguardistas para aprender durante el sueño, comunicarse con los durmientes y otros experimentos fascinantes en boga de la ciencia.

Este libro es de lectura imprescindible para tener una información completa de todo lo relacionado con dormir. Ofrece pautas sobre cómo cuidar y mejorar la calidad del sueño, y disfrutar de una mejor salud física y mental. Se ha forjado con mucho cariño para que sea accesible y práctico, para que realmente aporte información básica fidedigna y herramientas que contribuyan a dormir mejor de una forma cercana y amplia.

Te deseo sueños reparadores toda la vida.

Nota importante

Este libro no pretende discriminar a nadie por razón de sexo. El uso de los calificativos «hombre» o «mujer» o del género masculino se ha utilizado para simplificar y aligerar el texto.

Guía para la lectura
de *Alimenta el sueño para un cerebro sano*

*E*l libro está dividido en 6 capítulos:

El capítulo 1 «**Para qué dormimos**» comprende la evolución en la forma de dormir, el comportamiento del cerebro en el sueño, las funciones del sueño diurno y la siesta.

El capítulo 2 «**Dormir con el enemigo**» incluye información importante sobre qué pasa por la carencia de sueño, identificar las diversas formas de dormir, el denominado coronasomnio y el insomnio crónico.

El capítulo 3 «**Pautas para dormir mejor**» engloba las pautas óptimas de la higiene del sueño, las diversas terapias para el insomnio y los trastornos del sueño basadas tanto en abordajes neurológicos, farmacológicos, fitoterapéuticos y de terapias alternativas.

El capítulo 4 «**El intestino y la alimentación para dormir**» proporciona información sobre cómo el intestino contribuye al bienestar mental para conciliar el sueño y de qué manera algunos alimentos pueden ser aliados del buen dormir. Se incluyen listados de alimentos y complementos alimentarios naturales que contribuyen al sueño. También se ofrece información sobre los probióticos que han demostrado científicamente ser válidos para mejorar la calidad del sueño.

El capítulo 5 «**Mitos y realidades sobre el sueño**» proporciona respuestas a preguntas relacionadas con dormir, desde si se puede recuperar el sueño atrasado, si sirve para algo contar ovejitas, si la fase lunar influye, por qué se sueña o se tienen pesadillas, el efecto del café, del tabaco, del alcohol, del ejercicio físico, si la práctica del sexo ayuda a dormir mejor.

El capítulo 6 «Aplicaciones vanguardistas del sueño» ofrece pinceladas sobre los experimentos vanguardistas que se están haciendo en los laboratorios del mundo para conseguir aprender y memorizar durmiendo, modificar pautas de comportamiento e incluso establecer diálogos interactivos mientras se está durmiendo.

Las estadísticas indican que las personas prefieren dormir bien a tener más dinero. Si tienes este libro en tus manos, es bastante probable que hayas tenido problemas para dormir, o alguno de tus seres allegados los padezca, o posiblemente tengas curiosidad sobre lo relacionado con el sueño y sobre cómo dormir mejor. Todos queremos conocer qué cosas son buenas o malas para dormir mejor. Cómo combatir el temido insomnio y recuperar la calidad de vida.

No hay una fórmula mágica única y universal para alcanzar el sueño perfecto. Hay que empezar por adquirir información fidedigna. Es esencial conocer de primera mano por qué dormimos, para qué sirve y qué les pasa al cuerpo, a la mente, al cerebro y a las bacterias del intestino durante el sueño. Ello nos proporciona herramientas personales propias que permitan entender mejor cómo somos y funcionamos, para de esa manera optimizar las pautas que permitan conseguir el mejor descanso durmiendo.

El **primer capítulo** es el que te pone en contexto en la parte teórica. Proporciona una visión general de la evolución en la forma de dormir de nuestros ancestros hasta la actualidad. Cómo se comportan el cerebro y las neuronas al dormir, las pautas del sueño a lo largo de la vida y según los géneros. Se dedica una especial atención a la mujer, puesto que las hormonas sexuales femeninas durante el ciclo menstrual, el embarazo y la menopausia tienen una influencia muy significativa en la forma de dormir femenina. Asimismo, se explica de una forma sencilla cuáles son los principales actores en el cerebro a la hora de dormir.

En este primer capítulo se describen simplificadas las diferentes fases del sueño y el estado del cuerpo y de la mente en cada una de ellas. En las funciones del sueño, seguramente te sorprenderá saber que el metabolismo, el apetito, el sistema inmune, las emociones e incluso la percepción de nosotros mismos están muy influenciados por cómo durmamos.

El **segundo capítulo** es el que contiene las malas noticias. Establece los problemas derivados de la privación del sueño, de los trastornos del sueño y del insomnio crónico. A veces las personas no dan la suficiente importancia a dormir bien y sacrifican su sueño en pro de otros menesteres loables y necesarios. Sin embargo, ese esfuerzo continuado por no dormir puede pasar factura a otras partes del cuerpo y mermar las facultades físicas y mentales. Este capítulo comenta diversas formas en la manera de dormir que generan problemas para conciliar el sueño, para acercar a las personas su perfil particular y que conozcan mejor su estilo personal a la hora de dormir.

El **tercer capítulo** es más práctico: describe las estrategias para conseguir dormir mejor. En la parte de las del sueño, te sorprenderá saber hasta qué punto lo que hacemos durante el día repercute en lo que nos llevamos a la cama. Los protocolos previos a dormir influyen mucho sobre cómo y cuándo te despiertas. El buen sueño empieza desde el momento de levantarse por la mañana. Mucho de lo que uno se lleva a la cama tiene que ver con lo que ha pensado y experimentado durante el día. Por esta razón, se ofrecen reflexiones y pautas sugerentes a la hora de mejorar la calidad del sueño.

Respecto a los problemas de insomnio, existen actualmente diversas estrategias terapéuticas, ya que se trata de un trastorno bastante extendido en la población. En consecuencia, existe un auge creciente de tecnologías y terapias variadas para abordar este problema de índole mundial. En este capítulo se identifica el problema como primer eslabón para encontrar la solución. Complementariamente, se describen terapias extendidas para el tratamiento del insomnio en un rango amplio de estrategias y abordajes variados, desde la acupuntura y la fitoterapia hasta las aplicaciones para teléfonos móviles.

El **cuarto capítulo** aborda un aspecto complementario esencial para dormir basado en la alimentación y la cronobiología, es decir, no solo qué comer, sino cuándo comerlo. El intestino puede ser un gran aliado de la actividad cerebral y en consecuencia ejerce una gran influencia en la calidad del sueño. «No hay buen sueño con malas tripas», y en la práctica las funciones del intestino incluyen la producción de sustancias que son necesarias para conciliar el sueño. Se describen las dietas óptimas aliadas con el buen dormir, cómo establecer los mejores horarios de comida, los alimentos bioactivos más saludables para la calidad del sueño y de qué manera las bacterias del intestino influyen en la manera de dormir.

El **quinto capítulo** está pensado para resolver y desmitificar creencias populares relacionadas con dormir. En este capítulo se responde a cuestiones sobre si la falta de sueño de la semana se puede recuperar el fin de semana, si sirve para algo contar ovejitas o corderos para conciliar el sueño, si dormir en pareja es bueno, si influyen las fases de la luna, sobre las pesadillas y la actividad onírica, y la influencia del ejercicio físico y la actividad sexual para dormir mejor.

El **sexto y último capítulo** relata algunos experimentos científicos fascinantes basados en el objetivo de saber si podemos aprender cosas nuevas mientras dormimos, influir en los pensamientos y en las pautas de comportamiento, si podemos interferir en los sueños o hablar en tiempo real con las personas que están durmiendo. La mayoría de estos experimentos son vanguardistas y pioneros con datos que están aún por confirmar, pero que abren una nueva ventana a técnicas novedosas con aplicaciones que podrían ser muy interesantes y terapéuticas. ¿Te imaginas si pudieras aprender cosas nuevas de manera pasiva mientras duermes a pierna suelta? No deja de ser todavía un sueño histórico del ser humano y todavía inalcanzable, si bien la ciencia está efectuando progresos interesantes para hacer de la actividad del cerebro al dormir un aliado de la actividad mental diurna.

1

Para qué dormimos

Creo que dormir es realmente importante. Lo valoro tanto
como despertar y tener un día completo.

JENA MALONE

Dormir es ancestral y universal

Dormir es una actividad vital. Aunque parezca que mientras dormimos no estamos haciendo nada importante y malgastamos el tiempo de vida activa, dormir es tan esencial para nuestra existencia que si nos impidieran dormir durante unas pocas semanas seguramente moriríamos. Las necesidades vitales de dormir siguen siendo uno de los mayores misterios de la biología, y aún queda mucho por investigar sobre la parte básica de cómo funciona el mecanismo del sueño.

Dormir es universal. Desde las moscas o los peces hasta los animales más complejos siguen pautas de sueño y vigilia. Algunos mamíferos pasan la mayor parte de su vida dormitando. Entre los más dormilones están los koalas, los osos perezosos, los lémures, las ardillas, las musarañas y algunos murciélagos pardos que duermen entre 18 y 22 horas diariamente. En el otro extremo, los elefantes y las jirafas tan solo dedican unas 2 o 4 horas al día a esta actividad, seguramente compensado por la gran cantidad de alimento que deben ingerir por su corpulencia. Los que tengan granjas sabrán que en general sus animales no figuran entre los más dormilones. Si duermes cerca de un gallo, tienes asegurado un despertar intempestivo por su incesante canto desde la madrugada. Tampoco las ovejas, cabras, caballos, burros y vacas sobrepasan las 5 horas y media.

Se puede dormir sin cerebro

¿Se necesita tener un cerebro para dormir? Es una pregunta que la investigación sobre el sueño se ha planteado desde hace tiempo. Se tiene tendencia a considerar que el cerebro es el que nos induce el sueño y que por consiguiente solo dormirían los animales que tienen un sistema nervioso complejo. Sin embargo, las plantas también duermen, y modifican su fisiología cerrando o abriendo sus flores o inclinando sus ramas. También lo hacen algunos organismos simples que no disponen de cerebro, como la hidra, un organismo acuático de pequeño tamaño, o las medusas. Incluso se ha demostrado que, cuando se perturba el sueño de estos animales, se observa también esa «resaca» posterior y la necesidad al día siguiente de dedicar más tiempo a dormir.

Por consiguiente, se puede concluir que dormir se precisa para sobrevivir, y no depende:

- Ni de tener cerebro.
- Ni de tener una anatomía particular.
- Ni del medioambiente en el que se vive.

Menos pero más profundo

Los primates más allegados genéticamente a nuestra especie son más dormilones que los humanos, y dedican aproximadamente entre 10 y 12 horas a esta actividad. Algunos estudios científicos sugieren que nuestra forma de dormir deriva de las costumbres de otros primates de los que evolucionamos, si bien hay importantes diferencias. De entrada, los humanos dormimos un promedio de entre 3 y 5 horas menos, y a cambio tenemos un sueño más eficiente que los primates. En nuestra evolución hemos conseguido optimizar la calidad del sueño, pasando menos tiempo en las etapas de sueño ligero y más en las etapas del sueño más profundo. Así, los humanos dedicamos un 25 % diariamente al sueño REM profundo con movimientos oculares rápidos. Por el contrario, el sueño REM de algunos monos y lémures representa apenas un 5 %. Estos aspectos sobre las etapas del sueño se describen más ampliamente en el apartado 2 del libro, sobre «El cerebro trabaja de día y de noche».

Bajar al suelo… y al sueño óptimo

Algunas hipótesis sugieren que una de las razones por las cuales nuestros ancestros evolutivos del género *Homo* empezaron a tener sueños de menor duración fue como consecuencia de bajar de los árboles para vivir en el suelo. Una razón lógica sería por la mayor corpulencia, que haría más dificultoso dormir en un árbol sin estresar la postura y evitando caídas fatales.

La vida en contacto con el suelo pudo generar una mayor presión selectiva, incluyendo desde el riesgo de ser depredados hasta aumentar el tiempo para interaccionar socialmente. Dormir menos permitía reducir el riesgo de estar expuestos al peligro e incrementar la posibilidad de aprender y transmitir nuevos conocimientos y habilidades propias de los humanos. Por otra parte, al dormir profundamente se consolidaban óptimamente los aprendizajes adquiridos y aumentaba la capacidad cognitiva y memorística. En definitiva, la evolución en la manera de dormir de los homínidos optó por menos tiempo durmiendo, pero con mayor profundidad.

Como ejemplo, el *Homo erectus* fue en la evolución uno de los primeros homínidos bípedos. La estatura y el peso de los machos estaba alrededor de 1,8 metros y 66 kilos, mientras que en las hembras era de 1,6 metros y 56 kilos, lo que se asemeja a nuestra especie *Homo sapiens*. El *Homo erectus* tenía dificultades para llevar una vida arbórea. Además, a este homínido se le atribuye el conocimiento del fuego. El fuego es una herramienta esencial para dormir en tierra, ya que aporta calor, espanta a los depredadores enemigos y a los insectos transmisores de enfermedades. Estos cambios en la forma de dormir fueron sin duda fundamentales para forjar el patrón del humano.

Algunas tribus ancestrales cazadoras-recolectoras aún existentes presentan unas pautas similares a los primates. Duermen en grupos y en proximidad para poder sentir a los que están cerca, hacen siestas diurnas, sobre todo en los momentos de temperaturas más extremas, y no le dan importancia al ruido ambiental. Procuran proveerse de un lecho que mantenga el calor y se agrupan cerca del fuego para facilitar la termorregulación al dormir y para protegerse de los depredadores. Las parejas suelen dormir juntas, lo que permite mayor protección y contacto con la progenie, y de paso reduce las ocasiones para la infidelidad.

Soledad e insomnio en la sociedad actual

Dormir en grupo puede ser un inconveniente para dormir bien, pero la soledad puede también ser un mal compañero nocturno. Algunos estudios científicos afirman que la pandemia de la soledad crónica de las sociedades actuales, particularmente frecuente en la tercera edad, se correlaciona con el insomnio. A mayor soledad, mayor riesgo de tener problemas para dormir.

Criaturas de sol

Un aspecto peculiar del sueño de los humanos que todavía son cazadores-recolectores es que sigue unos parámetros similares en lugares de la Tierra muy alejados. Por ejemplo, cuando se compara la forma de dormir de poblaciones tradicionales de lugares tan distantes como Tanzania y Bolivia, se observa que siguen parámetros similares con una duración del sueño de un promedio de 6 horas y media. Después de la puesta de sol permanecen aún unas horas despiertos delante del fuego.

El despertar coincide con la salida del sol, con una eficiencia del 84 %, lo que coincide con las poblaciones de zonas industriales desarrolladas. Por otra parte, todas las poblaciones distantes geográficamente duermen más tiempo en épocas de frío frente a las estaciones de más calor. La conclusión de estas comparaciones entre poblaciones sugiere que la luz (natural o eléctrica) no es el principal patrón que determine el sueño, sino que lo son otros factores medioambientales como la temperatura y el momento del amanecer.

En este cuadro tienes un pequeño resumen de la evolución en las características del sueño.

	Cazadores-recolectores		Era postindustrial	
Lugar	En el suelo, en escondites		En lechos o camas	
Actividad diurna	Siestas intermitentes		En general, sin dormir durante el día	
Despertar	Variable		Programado	
Acostarse	Variable		Programado	
Iluminación	Fuego y luz de la luna		Luz artificial	
Acústica	Sonidos ambientales		Silencio	
Tamaño del grupo al dormir	26		1-2	
Seguridad	Los centinelas y las estructuras defensivas		Construcciones privadas	
Termorregulación	Fuego, dormir en grupos, lechos naturales		Mantas y regulación de la temperatura ambiental	

Fuente: Samson, D. R. y Nunn, C. L.: *Evolutionary Anthropology* (2015), 24. 225-237.

23

Alondras, búhos y los intermedios

Si bien nuestra especie en el mundo actual difiere mucho de la forma de dormir ancestral, seguimos siendo de los primates que menos tiempo y más profundamente duermen. La evolución tecnológica y las modificaciones en el estilo de vida han sido aspectos que han influenciado en los patrones del sueño. En ese sentido, estadísticamente a principios del siglo xx las personas dormían unas dos horas más de lo que duermen actualmente. El exceso de trabajo, los turnos laborales rotatorios, los dispositivos electrónicos, la contaminación lumínica y de ruidos, y un largo etcétera de factores físicos, mentales y contextuales han contribuido a la reducción del sueño.

Las personas de manera individual presentan diferentes cronotipos, es decir, preferencias en las horas predilectas para conseguir el sueño reparador. Se conocen al menos una veintena de variantes genéticas que influirían en el cronotipo de cada persona.

Se pueden distinguir en general tres cronotipos según la rutina de sueño:

	¿Necesitas ir pronto a la cama y por la mañana temprano estás perfectamente apto para la actividad? Eres de cronotipo matutino, también conocido como **alondra**. El 25% de la población pertenece a este grupo.
	¿Ni lo uno ni lo otro? Seguramente eres de cronotipo **intermedio**. El 50% de la población pertenece a este grupo.
	¿Eres de los que se espabila por la noche y le cuesta levantarse temprano? Eres de cronotipo vespertino, también conocido como **búho**. El 25% de la población pertenece a este grupo.

Estas diferencias entre alondras y búhos tienen una explicación dentro de los mecanismos ancestrales de supervivencia. Las variaciones en los cronotipos permitirían tener centinelas durante el sueño que se podrían ir turnando para no dormir todos a la vez. Teniendo diferentes horarios de sueño el grupo se aseguraría una vigilancia permanente durante la noche, que es una etapa de mayor vulnerabilidad y con mayor riesgo de depredación y ataque. En algunas tribus ancestrales de actividad cazadora-recolectora que todavía existen en la actualidad se ha calculado que tan solo coinciden durmiendo todos los miembros simultáneamente unos 15 minutos al día.

Los búhos hacen turno de noche mientras que las alondras se despiertan cuando los búhos están durmiendo. Por otra parte, los cronotipos varían con la edad. Los jóvenes tienen menos dificultades para trasnochar, mientras que los más mayores prefieren levantarse temprano. Entre los factores que inducen estos cambios se encuentran, además de la genética y los mecanismos ancestrales de supervivencia, el cerebro, la temperatura corporal y algunas hormonas.

Si en algún momento te cuesta conciliar el sueño por la noche y eres remolón por la mañana, consuélate pensando que hubieras sido un gran centinela nocturno en un grupo social ancestral.

El cerebro trabaja de día y de noche

El sueño se puede interpretar como un estado del cerebro con un proceso y un comportamiento particulares. No obstante, el cerebro no se apaga mientras dormimos. El sueño cumple diversas funciones, algunas incluso poco conocidas. Se regula por diversos mecanismos fisiológicos en los que intervienen numerosos factores químicos y ambientales. En palabras más profesionales, por mecanismos circadianos (el momento del día, la estación del año, etcétera) y homeostáticos (las oscilaciones en los niveles de diversas sustancias químicas del cuerpo a lo largo del día).

Para conciliar un sueño reparador hay dos aspectos fundamentales: la luz y la temperatura corporal. Para ello disponemos de zonas del cerebro que se encargan de coordinar esta regulación, junto con distintas sustancias químicas como hormonas y neurotransmisores. Los neurotransmisores son las moléculas que utilizan las neuronas para comunicarse entre ellas. Son de diversos tipos y contribuyen a las funciones cognitivas, memorísticas, del aprendizaje, de las emociones, de la coordinación y, en general, de muchas funciones del cerebro.

¿Dónde duerme la cabeza?

El cerebro es como un mapa en el que cada zona se encarga de funciones distintas y complementarias. Cuando una persona sufre un traumatismo craneoencefálico, a veces se pueden detectar síntomas diversos, según la zona que se haya visto dañada. Por ejemplo, una lesión severa en la parte de la nuca puede conllevar una pérdida de la visión (en ocasiones temporal o parcial, según el grado de lesión), debido a que en esa zona en particular se encuentran los centros neuronales para la gestión de la visión.

El hipotálamo es una de las áreas cerebrales más sensibles a la regulación del sueño. Como se puede ver en la figura, el hipotálamo es una zona muy pequeña del cerebro. Participa en funciones básicas, como son el apetito, la temperatura del cuerpo, la respiración y el sueño.

A veces los resultados de catástrofes sanitarias ayudan a progresar en la investigación en neurociencia. Tal fue el caso de la pandemia por el virus de la *influenza* a principios

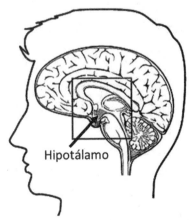

Hipotálamo

Fuente: Wikimedia Commons.

25

del siglo xx. Este virus provocaba a algunos pacientes encefalitis y trastornos del sueño. Lo curioso era que mientras una parte de los pacientes sufrían de insomnio severo, otros por el contrario dormían a pierna suelta.

Un médico de Viena llamado Von Economo decidió analizar los cerebros *post mortem* de los pacientes y descubrió que había algunas partes del hipotálamo que estaban dañadas. Von Economo fue el primero en establecer una correlación entre el insomnio y la función del hipotálamo. Posteriormente, se demostró que hay neuronas ubicadas en esta área cerebral que producen una molécula denominada orexina. Cuando la orexina se produce en bajas cantidades se puede generar narcolepsia, que se caracteriza por dormir excesivamente poco, acompañado de ataques diurnos de sueño repentinos.

Sin embargo, los expertos actuales no asignan el papel del sueño a una región particular que sea esencial para dormir. Incluso la pérdida de uno de los centros reguladores del sueño —como el núcleo supraquiasmático o la glándula pineal, que se comentan a continuación— no conlleva una ausencia absoluta en la capacidad de dormir.

Por otra parte, si estimulamos de manera específica neuronas del cerebro que regulan el sueño de manera global no se obtiene una respuesta inmediata para inducir somnolencia, sino que el efecto se genera horas después. La estimulación simultánea de las ondas lentas en diversas áreas cerebrales sugiere que todo el cerebro tiene propiedades «hipnogénicas».

Dale luz al cerebro

Uno de los parámetros esenciales en la regulación del sueño se basa en la incidencia de la luz que determina los ciclos día-noche. Para ello, el cerebro cuenta con una región ancestral de pequeño tamaño denominada núcleo supraquiasmático que responde de manera diferente según la exposición lumínica. Se suele denominar el «reloj interno». En la figura de la página siguiente podrás visualizar su ubicación dentro de la cabeza.

El núcleo supraquiasmático se sincroniza con la luz natural, oscilando de manera interna entre luz-oscuridad en los ciclos de veinticuatro horas gracias a la producción de diversos genes y moléculas que se activan según el momento del día. De esa manera, nos mantenemos despejados durante las horas de mayor intensidad lumínica. A medida que van pasando las horas, se produce un cambio

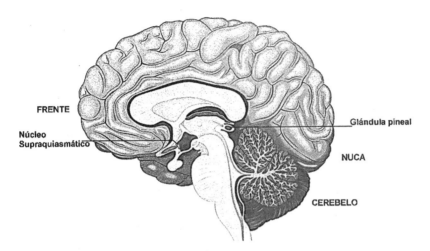

FRENTE

Núcleo
Supraquiasmático

Glándula pineal

NUCA

CEREBELO

Fuente: Wikimedia Commons.

paulatino en la actividad de este núcleo para que al oscurecer reduzcamos la vigilia.

Las investigaciones recientes indican que el núcleo supraquiasmático no solo reacciona a la intensidad de la luz, sino que además se sincroniza con otros relojes locales de distintos órganos y tejidos del cuerpo. De esta manera, el cerebro y el cuerpo deben estar en sintonía con los ritmos del día para conciliar un buen sueño.

Otro de los aspectos que contribuye a la regulación adecuada de vigilia-somnolencia es la temperatura, que también se alinea con la actividad del núcleo supraquiasmático. La temperatura corporal está sujeta a ligeras diferencias durante el día y la noche. En las primeras horas del día ronda los 37 °C, permitiendo que el organismo funcione a su máxima potencia. Luego disminuye progresivamente hasta alcanzar 1 °C menos durante la noche. Al dormir, la temperatura roza los 36 °C e incluso menos.

La hormona por excelencia que regula el sueño y la temperatura mientras dormimos es la melatonina. La melatonina se produce fundamentalmente en la glándula pineal, que es una pequeña zona del cerebro sensible a los cambios de luz y oscuridad (ver la figura anterior). Esta glándula se activa por el supraquiasmático en los periodos de oscuridad, aumentando así la producción de la hormona.

Durante la noche, los niveles de melatonina están elevados, induciendo el sueño y generando una ligera reducción de la temperatura corporal. Como puedes ver en el gráfico siguiente, el pico máximo de

27

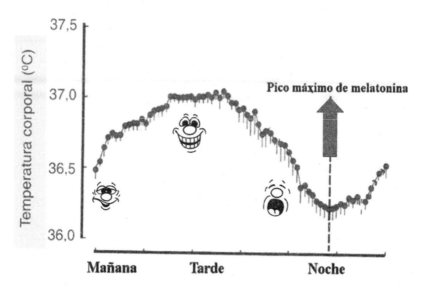

la hormona suele coincidir con la temperatura más baja (rondando los 36 °C). Por consiguiente, es importante tener la temperatura óptima a la hora de dormir: los cambios bruscos de temperatura de exceso de calor o de frío pueden dificultar la conciliación del sueño.

La melatonina se inhibe si hay mucha luz (natural o eléctrica). Por lo tanto, si te desvelas por la noche y enciendes la luz, es muy probable que la melatonina reduzca sus niveles en la sangre y tengas más dificultades para volver a conciliar el sueño. Si tus horarios te obligan a dormir durante el día, seguramente te ayudará ponerte un antifaz.

¿Cuál es la relación entre las cataratas y la melatonina?

Algunas teorías sugieren que las cataratas oculares que se forman en las personas mayores podrían contribuir a padecer insomnio. Las cataratas generan que el cristalino esté más opaco y en consecuencia penetre menos luz en la estructura del ojo. De esa manera, al reducirse las diferencias entre los momentos de mayor y menor incidencia de luz en el cerebro a través del ojo opaco, se produciría menos melatonina y la conciliación del sueño se haría más dificultosa.

La síntesis de melatonina en cada persona es particular. Los niveles varían según las personas y su síntesis oscila a lo largo de la vida. En general, esta hormona presenta niveles máximos en los primeros años de vida, y la producción decae bruscamente hacia la adolescencia. Por añadidura, durante la etapa adolescente se desplaza el momento máximo de melatonina hacia más entrada la noche. Esta es una de las razones por las cuales los adolescentes tienen pautas de sueño muy diferentes a las de la infancia. Posteriormente, los niveles de esta hormona decaen al envejecer de forma específica en cada individuo.

Melatonina para prevenir el envejecimiento cerebral

La melatonina es protectora de las neuronas y fomenta el buen funcionamiento cerebral. Hay estudios que demuestran que las personas que padecen enfermedades como el alzhéimer o el párkinson tienen alterados los niveles de esta hormona. Suelen sufrir trastornos del sueño como tener insomnio por la noche o somnolencia durante el día.

Por otra parte, la melatonina contribuye a que las neuronas trabajen óptimamente. En estudios con ratones tratados con melatonina durante seis meses se observaba que aprendían más rápidamente, eran más tranquilos y tenían más memoria comparados con animales que no **habían sido tratados** con melatonina.

Se postula que esta hormona podría utilizarse preventivamente para reducir el riesgo de enfermedades neurodegenerativas asociadas al envejecimiento.

La melatonina no se fabrica solo en el cerebro, sino que también tiene una cierta producción en la piel, la retina, la médula del hueso y el intestino. Como se comenta en el capítulo 4 sobre «El intestino y la alimentación para dormir», las bacterias del intestino también pueden influir en la calidad del sueño.

Por otra parte, los picos de producción máxima de melatonina para inducir la somnolencia son distintos entre las personas, lo que influye en los cronotipos. Como refleja el siguiente esquema, las alondras y los búhos no coinciden en sus picos máximos de la hormona del sueño.

	En las **alondras**, el pico máximo de melatonina se alcanza antes de la medianoche.
	En los **intermedios**, el pico máximo de melatonina se alcanza al menos dos horas después que las alondras.
	En los **búhos**, el pico máximo de melatonina se alcanza al menos tres horas después que las alondras.

Otras propiedades interesantes de la melatonina radican en su capacidad antioxidante y moduladora del sistema inmune. Hay personas que consumen melatonina por su supuesto poder antienvejecimiento, si bien no es la fórmula de la eterna juventud. Por otra parte, la melatonina puede interaccionar con los órganos linfoides que producen las células de defensa del organismo. Por ello, cuando se tiene enfriamiento, alergia o algo de infección es de gran ayuda tener un sueño reparador para optimizar la función inmunológica.

A más edad, más alondra

Cuando doy charlas en los centros de mayores sobre la salud cerebral, las personas me comentan que con la edad se han alterado sus patrones y la calidad del sueño. Estas sensaciones se confirman en los estudios científicos en los que se compara el comportamiento de las neuronas al dormir en los diferentes rangos de edad.

La edad es un parámetro que determina algunas características en la forma de dormir a lo largo de la vida. Se sabe que ya en el vientre materno, desde aproximadamente la semana treinta de gestación, se generan variedades circadianas para diversas funciones fisiológicas, incluido el patrón del sueño.

El marcapasos interno se hace más evidente a partir del nacimiento, que viene inferido por la alimentación, sobre todo en los primeros meses de vida. Aproximadamente a partir de los dos y tres meses de edad, y sobre todo a partir de los cinco y seis meses, se consolida un ciclo de día-noche más estable, cuando se reduce la necesidad de alimentación nocturna. No obstante, al menos un 10 % de los bebés siguen necesitando alimentarse por la noche, lo que influirá también en el sueño interrumpido nocturno.

Los primeros años de vida se caracterizan por rápidos avances en el crecimiento, aprendizaje y conducta que van en paralelo con cambios en los patrones del sueño. Entre los primeros cuatro años de infancia se necesita dormir más incluso durante el día. A partir del quinto año de edad, habiendo alcanzado el volumen final del cerebro, la duración del sueño disminuye gradualmente.

Los primeros cambios significativos en la forma de dormir empiezan en la adolescencia, momento en el cual se experimenta una reorganización del cerebro. En esta etapa de la vida se eliminan aquellas conexiones (sinapsis) y elementos neuronales que se habían producido en exceso o de manera redundante, para progresivamente ir forjando el cerebro definitivo. Para entender lo que ocurre en el cerebro adolescente, se puede visualizar la poda de un árbol en el que las neuronas más frágiles producidas en exceso durante la etapa infantil quedarían desprovistas de aquellas ramas (conexiones neuronales) para de esa manera reforzar las ramas más robustas.

La siguiente figura ilustra el símil de lo que ocurre en las prolongaciones neuronales en la infancia y la adolescencia por la poda sináptica neuronal selectiva.

Infancia: etapa de recepción de una gran cantidad de información. Crecen las «ramas» débiles y fuertes.

La «poda de las ramas» débiles permite que se refuercen la memoria y el aprendizaje.

Adolescencia: se gestiona y consolida la información relevante. Se podan las «ramas» débiles para consolidar las fuertes.

Estos cambios afectan a la forma de dormir y al comportamiento del cerebro durante las fases del sueño. En general, el cerebro durante la infancia no está aún preparado para poder desarrollar completamente algunas etapas del sueño que requieren ondas cerebrales de tipo alfa, beta, theta y delta, como se describe en el apartado «El cerebro trabaja de día y de noche». Durante la adolescencia, los profundos cambios hormonales hacen que los adolescentes sean menos propensos a adormilarse durante el día. Muchos suelen ser de horarios nocturnos mientras que les cuesta levantarse temprano.

La evolución en la forma de dormir sigue siendo progresiva durante la etapa adulta. Cuando se compara la forma de dormir a los veinte años con los cuarenta o cincuenta se observa que la actividad de las neuronas en las distintas fases del sueño se sigue modificando. Como resultado, se constata que en la madurez aumenta la vulnerabilidad para dormir peor cuando se acumulan las preocupaciones o hay cambios en las rutinas y los horarios. La sobrecarga de trabajo, el agobio y el *jet lag* tienen un mayor impacto en la actividad neuronal adecuada a la hora de dormir en los adultos. Posteriormente, los mayores de setenta años suelen ser alondras en su mayoría. Prefieren acostarse temprano y levantarse temprano. También experimentan un sueño más superficial y fragmentado, y se suelen despertar con más facilidad.

Trabajar por turnos

Tener horarios de trabajo cambiantes (a veces de día, a veces de noche) genera alteraciones de los ritmos biológicos que pueden afectar a la salud en diversos niveles. «El síndrome del trabajador nocturno» hace precisamente referencia a las posibles anomalías de la salud que se pueden encontrar en estos trabajadores. Las más frecuentes son una mayor predisposición a trastornos en el ánimo, digestivos, cardiovasculares y del sistema inmune (mayor propensión a infecciones y alergias).

Los suplementos de melatonina suelen ser aconsejables en estos casos, aunque siempre conviene consultar a un especialista.

Los estudios indican que con el paso de los años es más común experimentar trastornos del sueño, toda vez que las preocupaciones por dormir mal agudizan el problema al dormir. En este sentido, muchas personas se quejan de dormir mal por el miedo anticipado de pasar la noche en blanco.

Los cambios con la edad en la forma de dormir no tienen por qué afectar a la actividad diaria. Se trataría más bien de adaptar los horarios y las peculiaridades adecuados para cada persona. Cuando realmente hay que preocuparse es cuando se pasan numerosas noches seguidas sin pegar ojo sin ninguna causa particular identificada o cuando los desvelos nocturnos se hacen frecuentes. Seguramente en ese caso sería el momento de ir a ver a un especialista.

Tampoco dormir demasiado alarga la vida. Algunos datos científicos indican que dormir menos de 4 horas o más de 11 horas diarias puede reducir la esperanza de vida.

No obstante, dormir muy poco o en exceso no suele ser lo común. Las cifras efectuadas en estudios con grandes cohortes de población indican que tan solo el 0,5 % duerme menos de 4 horas y el 0,1 % de la población duerme más de 11 horas.

En el siguiente cuadro tienes un resumen de algunos parámetros a la hora de dormir según las etapas de la vida, de acuerdo a los datos facilitados por especialistas del sueño. Son datos de referencia que se deben adaptar según el contexto y las circunstancias (horarios, patologías, estilo de vida, alimentación, lugar de residencia, etcétera). El sueño «normal» no existe. Muchos personajes ilustres y líderes internacionales se han caracterizado por dormir poco. Como ejemplo, se sabe que la primera ministra inglesa Margaret Thatcher dormía 4 horas por la noche y ello no le impidió dirigir un país de gran categoría internacional mientras otros, como yo, dormían a pierna suelta.

33

Rango de edad	Tiempo durmiendo aconsejado	Cerebro	Comentarios
Bebés recién nacidos y lactantes	Entre 12 y 16 horas	En desarrollo	Gran actividad en la formación de nuevas neuronas (neurogénesis)
A partir de 1 año	Entre 10 y 14 horas	En desarrollo	Prosigue la producción masiva de neuronas y circuitos neuronales
Entre los 3 y 5 años	Entre 10 y 12 horas	Alcanza su volumen final	Rápidos avances en crecimiento, aprendizaje y conducta

(Continúa.)

Rango de edad	Tiempo durmiendo aconsejado	Cerebro	Comentarios
Adolescencia	Entre 8 y 10 horas	Cambios importantes en la funcionalidad	Etapa de reestructuración y consolidación de circuitos neuronales
Hasta los 65 años	Entre 7 y 9 horas	Alta actividad funcional que se reduce con la edad	Mayor impacto de la falta de sueño en la actividad neuronal y la conciliación del sueño
65 años en adelante	Entre 7 y 9 horas	Detrimento paulatino de la actividad íntima y memorística. Mayor riesgo de neurodegeneración	Reajuste de horarios y pautas del sueño. Los trastornos del sueño pueden ser más frecuentes

Cinco etapas para el sueño

Mientras dormimos por la noche las neuronas del cerebro experimentan comportamientos distintos que se pueden detectar. Los registros neuronales en una persona mientras dormía fueron examinados mediante electroencefalogramas por primera vez en 1924 por el psiquiatra alemán Hans Berger. Posteriormente, fueron categorizados por los investigadores Allan Rechtschaffen y Anthony Kales en 1968.

De esta manera, se distinguen cinco etapas diferenciadas en las que tanto el cuerpo como el cerebro experimentan comportamientos distintos. Cada etapa tiene una duración específica y se suceden hasta que completan un ciclo de unos 90 minutos. Una vez terminado un ciclo, tras unos escasos minutos de «vigilia intrasueño» en la que somos más propensos a despertarnos, se inicia un nuevo ciclo de 90 minutos. Y así sucesivamente hasta completar al menos cuatro o cinco ciclos, lo que equivale a aproximadamente unas 7 horas y media durmiendo en un adulto promedio.

Las cinco fases del sueño reciben diversos nombres y se caracterizan por diversos parámetros fisiológicos distintos como la temperatura corporal y cerebral, los movimientos de los párpados y de la musculatura, la frecuencia de latidos del corazón y la forma de respirar.

Por orden de aparición al dormir son las siguientes:

- **NoREM 1** (del inglés, *Non-rapid eye movement*) o **NoMOR 1** (en castellano, No movimientos oculares rápidos): es la transición entre estar despierto y dormido. Esta fase del sueño se inicia tan pronto como estamos adormilados. Puede durar unos 5-10 minutos.
- **NoREM 2**: Etapa de preparación para el sueño profundo. La temperatura corporal empieza a descender y la respiración se hace más lenta. El sueño sigue siendo ligero pero cuesta más despertarse. Si nos interrumpen el sueño en esta fase es posible que nos cueste un tiempo volver a dormirnos, con la sensación de no haber descansado nada. Puede durar unos 20-50 minutos.
- **NoREM 3**: El sueño es profundo. Los músculos están totalmente relajados mientras que el cerebro está muy activo. Se cree que en esta fase las neuronas empiezan a trabajar para gestionar los recuerdos y seleccionar aquella información que se consolidará en la memoria. Dura unos 5-15 minutos.
- **NoREM 4**: El sueño es pesado y cuesta más despertarse. En esta fase se activa en el cerebro el «sistema de limpieza» que contribuye a eliminar residuos metabólicos generados por las células y a seguir consolidando aspectos de la memoria y el aprendizaje. Si nos despiertan durante esa fase, sentiremos aturdimiento y la sensación de no haber retenido información importante. Dura unos 20-25 minutos.
- **REM (o MOR)**: Máxima desconexión del exterior para optimizar la actividad neuronal, por lo que cuesta mucho despertarse. El cerebro presenta máxima actividad y observamos que los párpados se mueven rápidamente, mientras que la musculatura del cuerpo está relajada. Los aspectos cognitivos de la memoria y el aprendizaje se consolidan en esta fase de gran importancia para levantarse posteriormente con la sensación de descanso mental. Por otra parte, se pierde momentáneamente la capacidad de regular la temperatura, probablemente para priorizar los recursos energéticos del alto funcionamiento del cerebro. Dura unos 15-20 minutos, si bien el ciclo aumenta a medida que avanza la noche. Si te despiertan bruscamente durante esta fase, te costará esfuerzo acordarte hasta de tu nombre durante unos segundos. Además, puede que el cerebro no haya podido gestionar todas las emociones adecuadamente consiguiendo un estado de aturdimiento y agitación.

En este cuadro se resumen las características fisiológicas de cada etapa para un adulto joven promedio. La duración no es siempre exacta, sino que se establecen valores que pueden variar según muchos factores intrínsecos de la persona. Encontrarás diferencias en los minutos indicados según la fuente que consultes, si bien guardan una cierta proporción temporal. Conforme va avanzando la noche se prolonga la duración de los ciclos REM, que suelen estar más concentrados en la segunda mitad de la noche.

Fase	NoREM 1	NoREM 2	NoREM 3	NoREM 4	REM (tónica y fásica)
Porcentaje aproximado total	5-10%	40-55%	15-25%	50-70%	20-25%
Duración	5-10 minutos	20-50 minutos	5-15 minutos	20-25 minutos	15-20 minutos
Estado	Somnolencia	Sueño ligero	Sueño profundo	Sueño pesado y profundo	Sueño muy profundo
Despertar	Muy fácil	Fácil	Moderado	Difícil	Máxima desconexión del mundo exterior
Movimientos oculares	Los ojos giran lentamente	Inmóviles	Inmóviles	Inmóviles	Rápidos
Respiración	Ligeramente más lenta	Más lenta	Muy lenta	Muy lenta	Actividad irregular
Latido cardiaco	Ligeramente más lento	Más lento	Lento	Lento	Actividad irregular
Musculatura	Ligeramente más relajada	Más relajada	Relajada	Muy Relajada	Muy Relajada
Temperatura corporal	Desciende ligeramente (0,1 °C)	Desciende más (0,2 °C)	Desciende algo más (0,3 °C)	Se mantiene baja	Se mantiene baja. Alta actividad metabólica
Temperatura cerebral	Desciende ligeramente (0,1 °C)	Desciende más (0,2 °C)	Se mantiene baja	Se mantiene baja	Se mantiene baja, pero con mayor riego sanguíneo
Actividad cerebral	Baja	Baja	Moderada	Alta	Muy alta
Gasto de glucosa*	Moderado	Bajo	Muy bajo	Bajo	Alto

* **Nota**: El consumo de glucosa durante la noche no es el mismo en todo el cerebro.

Las fases del sueño se acompañan de cambios muy significativos en los niveles de diversos **neurotransmisores**. Los neurotransmisores son moléculas que se producen en las neuronas y sirven para que estas intercambien información. Entre los neurotransmisores más importantes están la acetilcolina, molécula implicada en los procesos de memoria, y la serotonina, implicada en diversas funciones como es el ánimo. Los niveles de estas moléculas en el cerebro varían en las fases del sueño: la acetilcolina sube su concentración en la fase REM, para potenciar la actividad memorística, mientras que la serotonina baja en esta fase.

Por otra parte, para contribuir a estar calmados mientras el cerebro procesa la información del día y gestiona las emociones particularmente difíciles, el cerebro interactúa con las hormonas típicas del estrés, como son el cortisol y la noradrenalina. Durante el sueño se produce el «apagado» de estas hormonas del estrés, salvo en personas con insomnio que sufren estrés crónico. En estas personas el cerebro mantiene mayor hiperactividad con la noradrenalina alta a destiempo, lo que dificulta poder dormir.

Aunque menos estudiado, algunos animales también experimentan fases del sueño distintas. Muchos animales como los peces no tienen párpados, pero manifiestan parálisis muscular y del cuerpo en la fase REM. Por esta razón, algunos científicos prefieren denominarla «la fase del sueño paradójico». Esta actividad en animales también generaría la consolidación de la memoria y la eliminación del desecho metabólico cerebral. Un aspecto interesante es que los cefalópodos, como los pulpos, también experimentan fases de «sueño relajado» y «sueño activo» en las cuales mueven los ojos y experimentan contracciones en las ventosas de los tentáculos. Como los pulpos no tienen un cerebro centralizado, se cuestiona todavía la función que estos patrones del sueño tendrían en este animal.

La sintonía de las ondas cerebrales

La creencia popular considera que el cerebro se apaga durante el sueño. Bien al contrario, el cerebro es altamente activo mientras dormimos, y sigue consumiendo una gran cantidad de kilocalorías. Se calcula que durmiendo consumimos un 15 % del total de kilocalorías diarias según la tasa metabólica de cada persona. Este gasto se debe fundamentalmente a la actividad cerebral.

Las neuronas del cerebro experimentan diferentes comportamientos según la actividad mental que estemos desarrollando. Estas células se comunican entre sí eléctrica y químicamente, transmitiendo entre ellas impulsos de corriente que generan ondas diversas. Las ondas cerebrales se pueden registrar mediante diversas técnicas que detectan tanto la frecuencia como la amplitud. Se miden en hercios (o Hertz) indicando cuánto suben o bajan y cuánto tardan en completar un ciclo. Cuando las oscilaciones son frecuentes son ondas rápidas, y cuando tardan más en completarse son ondas lentas. En esta figura puedes ver la diferencia entre ondas rápidas y lentas.

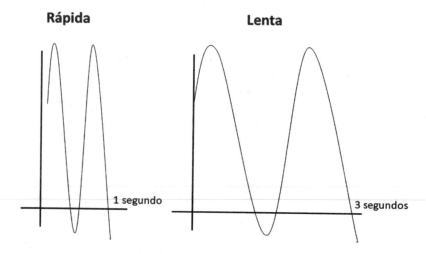

Rápida   **Lenta**

1 segundo   3 segundos

Las ondas cerebrales se denominan beta, alfa, theta y delta, según sean rápidas o lentas. Las betas son más rápidas (con más hercios de frecuencia) y las delta, las más lentas (con menos hercios de frecuencia). Según el tipo de actividad cerebral que estemos efectuando, variarán los registros de las ondas. Cuando estemos en una actividad intelectual intensa, las ondas predominantes serán beta (más rápidas), mientras que si estamos con la mente tranquila, como por ejemplo durante una sesión de yoga, las ondas predominantes serán las ondas theta (más lentas).

En la siguiente tabla se resumen las características de cada tipo de onda cerebral según la actividad del cerebro. Si registráramos las ondas cerebrales predominantes mientras se duerme, se observaría que estas varían según la fase del sueño. Las ondas más lentas corresponden al sueño más profundo y de mayor desconexión cerebral.

Beta	Alfa	Theta	Delta
Actividad intelectual intensa, al pensar, al hablar, al aprender, etcétera	Mente relajada, estado meditativo, ensoñamiento, etcétera	Calma profunda, mente divagando, estado hipnótico, subconsciente, etcétera	Sueño muy profundo. A veces, también se utiliza en el estado intuitivo (la primera corazonada)
Frecuencia entre 13 y 30 hercios*	Frecuencia entre 8 y 12,99 hercios*	Frecuencia entre 4 y 7,99 hercios*	Frecuencia entre 0,1 y 3,99 hercios*
Muy rápidas	Rápidas	Lentas	Muy lentas
Vigilia REM	NoREM 1 REM	NoREM 2 noREM 3	NoREM 4

* **Nota**: Los rangos de frecuencia y amplitud no son siempre fijos. Varían según la edad y la actividad cerebral.

En las primeras fases del sueño, las neuronas pasan sucesivamente a ondas cerebrales más lentas desde la beta, alfa, theta y finalmente delta en la etapa REM del sueño. En las fases NoREM 2 y 3, las neuronas de algunas zonas del cerebro presentan principalmente ondas theta. Estas ondas son las más frecuentes cuando se efectúan actividades de manera mecánica que no requieren concentración (por ejemplo, doblar la ropa) o cuando «estamos en la luna». Se asocia con los momentos de ideas creativas. En la fase NoREM 4, las oscilaciones de las neuronas son lentas (ondas delta) en el sueño muy profundo. Por último, en la fase REM con alta actividad cerebral, predominan las ondas beta y alfa. A medida que vamos despertando, las ondas cerebrales progresan desde delta hasta llegar de nuevo a beta en orden inverso.

> ## Aprovecha la «estela delta» para la intuición y la corazonada
>
> Seguramente habrás comprobado que, si te despiertas paulatinamente y no saltas rápidamente de la cama, puedes prolongar el estado theta con la mente en calma y divagando. Son momentos genuinos de intuición y creatividad.
>
> Yo aprovecho esos minutos para responder a cuestiones a las que estaba dando vueltas en día anterior o buscar soluciones a problemas que tenía pendientes. Mi truco está en hacer preguntas concretas y sencillas al entrar en duermevela por la noche de manera que quedan grabadas desde la noche anterior. A veces encuentro la respuesta o solución a la mañana siguiente al despertar. Con una salvedad: si se pretende resolver todo de una vez, es probable que no saques nada en claro.

40   Existen además las **ondas gamma** (por encima de los 30 hercios), que se utilizan cuando el cerebro está en alta actividad durante el aprendizaje intenso o procesando información de gran interés. Se utilizan en las funciones más complejas de la mente, y en situaciones de emergencia en las que hay que reaccionar rápidamente. También se detectan en una anestesia general. Son menos frecuentes en el cerebro a la hora de dormir.

> ## Baja frecuencia neuronal y prevención del alzhéimer
>
> Una interesante investigación ha demostrado que la actividad neuronal de baja frecuencia (<0,1 Hz) durante el sueño es fundamental para la eliminación de residuos tóxicos que se acumulan en el cerebro de personas con alzhéimer. Además, el movimiento de flujo del líquido cefalorraquídeo se optimiza, favoreciendo la limpieza de residuos tóxicos.

Las ondas según la actividad cerebral

No todos los tipos de ondas del cerebro están presentes simultáneamente en todo momento con la misma intensidad, sino que siempre hay alguna que predomina según la actividad mental que se priorice:

- Al resolver un cálculo lógico: predominan las ondas **beta**.
- Al hacer una actividad rutinaria como conducir: predominan las ondas **alfa**.
- Al estar con la mente relajada o meditando: predominan las ondas **theta**.
- Al dormir profundamente: predominan las ondas **delta**.
- Al resolver una tarea compleja de alta actividad mental rápida como una emergencia: predominan las ondas **gamma**.

En esta figura se ilustra un ejemplo de los registros de electroencefalogramas del cerebro según la fase del sueño. La fase de ondas más lentas es la NoREM 4. En la fase REM hay una mayor actividad cerebral aunque estemos en desconexión cerebral profunda. Coincide con el momento de mayor actividad onírica.

41

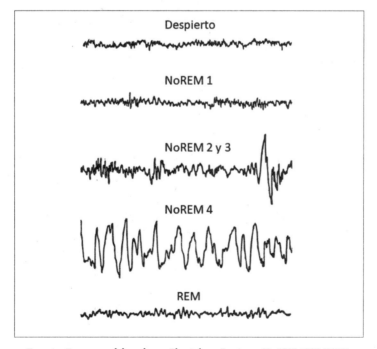

Fuente: Brown y colaboradores. *Physiology Reviews*, 92: 1087-1187 (2012).

Las ondas de las neuronas deben encontrarse en equilibrio según la acción que se ejecute. Un uso excesivo de ondas gamma o beta genera ansiedad, estrés e incapacidad para relajarse. Por el contrario, si se suprimen estas ondas, se conduce a la depresión, dificultades en el aprendizaje y déficit de atención e hiperactividad. En ese sentido, la práctica de la meditación ejercita el cerebro a activar las ondas alfa y theta, lo cual es muy recomendable para poder conciliar el sueño con más facilidad.

¿REM o NoREM? El tiempo decide

Las fases del sueño son diferentes en duración e intensidad según el momento de la vida. Hay que tener en cuenta que los sofisticados patrones de las neuronas en sus diferentes actividades requieren de un cerebro desarrollado y capacitado en estructura y funcionalidad. Por esta razón, en los primeros años de vida se observa una mayor actividad NoREM 3/4 de sueño profundo menos compleja. A partir de la segunda década de la vida, la actividad NoREM decae hasta un 40 %.

Aunque no hay aún un criterio unánime, en la etapa adulta se reduce la eficiencia del sueño. Se alargan las fases NoREM 1 y NoREM 2. En consecuencia, se tarda más en conciliar el sueño, se prolonga el estado de somnolencia inicial y se permanece menos tiempo en el sueño profundo.

Las pautas van a depender de la actividad física e intelectual y del estilo de vida. Incluso en niños y adolescentes se denotan diferencias en las fases del sueño, dependiendo de que se esté en la actividad escolar o en la vacacional.

En las personas insomnes se pueden detectar alteraciones en el comportamiento neuronal. Tienen una reducción de la actividad de ondas theta, lo que conlleva una menor capacidad de relajación mental y mayor tendencia a la actividad cerebral máxima.

También en la tercera edad se manifiestan cambios importantes en las pautas del sueño:

- Irse antes a la cama y levantarse más temprano.
- Necesidad de más tiempo para conciliar el sueño.
- Sueño más fragmentado, menos duradero y más ligero.
- Menos tiempo en fases NoREM 3 y 4 y más tiempo en fases NoREM 1 y 2 del inicio del sueño.

- Mayor número de despertares nocturnos.
- Mayor tendencia a tener somnolencia durante el día (el 25 % de las personas entre los setenta y cinco y ochenta y cuatro años).

En el siguiente esquema se ilustran ejemplos reales de las diferencias entre las etapas del sueño en un adulto joven frente a un adulto mayor, registrados desde las once de la noche hasta las ocho de la mañana.

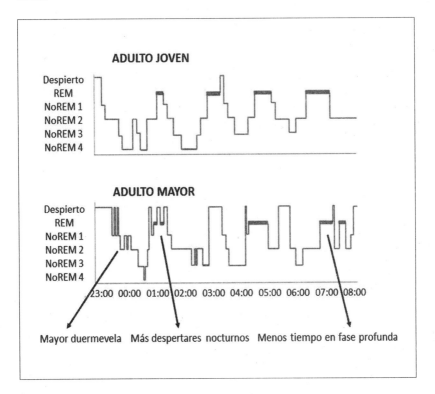

¿Sabías que los niveles bajos de sueño REM se asocian con muerte prematura?

Un estudio con una cohorte de varios miles de personas concluyó que la reducción forzada del 5 % por noche de sueño REM aumentaba en un 13 % la muerte precoz por causas diversas. ¡Que no te priven de dormir!

Ondas cerebrales según la edad

Desde el nacimiento hasta la senectud, el ser humano experimenta cambios importantes en las habilidades cognitivas, conductuales y psicomotoras. Los cambios se asocian con modificaciones estructurales y funcionales en la arquitectura del sistema nervioso que vienen también influenciados por las experiencias previas y los factores genéticos. En consecuencia, la forma de utilizar el cerebro es distinta según el rango de edad, acompañado de una actividad diversa de las ondas cerebrales que se refleja en las peculiaridades al dormir.

Las características del sueño son un reflejo de la actividad cerebral a lo largo de la vida. Muchos estudiosos del cerebro opinan que los sueños son una expresión del estado de madurez del cerebro. Los patrones específicos al dormir serían un reflejo fiel de la actividad de las neuronas y de las funciones cognitivas efectuadas durante el día. Por ejemplo, los bebés no pueden soñar con lo que aún no han experimentado ni con imágenes que aún no han visualizado. Por su parte, los mayores van a soñar más fácilmente con contextos autobiográficos. Es decir, que el contenido de los sueños viene de la mano de lo que ya se conoce y se recuerda.

La actividad de las ondas cerebrales evoluciona con la edad, acompasándose con el estado de desarrollo del cerebro y la actividad mental más necesitada en cada etapa.

✓ Desde las primeras horas de vida después de nacer se observan dos estados diferentes del sueño que ocupan la mayor parte de la actividad del día y de la noche: el sueño activo (el antecedente del sueño REM), en el que predominan las ondas theta y alfa, y el sueño apacible (el antecedente del sueño NoREM). Los primeros meses de vida son cruciales para el desarrollo del cerebro que tiene lugar a velocidades vertiginosas, generando muchas neuronas diariamente, por lo que la forma de dormir del cerebro se acompasa con las necesidades de desarrollo de ese momento.

✓ El sueño activo más típico del NoREM registrado se inicia hacia los tres y seis meses y prosigue durante el primer año de vida. Se relaciona con el momento de mayor actividad en el desarrollo de la parte de la corteza del cerebro donde se ubica la materia gris. Además, se calcula que los bebés dedican un 50 % de la actividad durmiendo al sueño REM.

La actividad REM con oscilaciones theta y delta se mantiene muy alta hasta los dos y tres años de edad y después va decayendo paulatinamente al 20-25 % al alcanzar los cinco años. Los registros de la primera etapa infantil se asocian con la mayor actividad para adquirir habilidades, las funciones cognitivas y la consolidación de la memoria a largo plazo. Es el momento en el que empezamos a generar los primeros recuerdos y aprendizajes que perdurarán a lo largo de nuestra existencia. En este sentido, las oscilaciones theta se relacionan con la maduración del cerebro y con mecanismos relacionados con la consolidación de la memoria.

✓ En general, las ondas delta y theta son más evidentes en la infancia hasta aproximadamente los once o doce años de edad. Se correlacionan con la capacidad de almacenar nueva información y aprender más rápidamente sin mucho esfuerzo mental, algo que en la infancia se hace con mucha más facilidad. Los patrones de ondas delta y theta decaen progresivamente en comparación con los primeros años de vida. En paralelo, el cerebro aumenta la «plasticidad» (refuerzo de las conexiones neuronales) para promover la adquisición de nuevas habilidades y los procesos de aprendizaje de actividades motoras y sensitivas más complejas.

✓ A partir de los diecisite años, la actividad de las ondas lentas decae significativamente, lo que modificaría la forma de aprender y recordar. Se postula que estos cambios en la forma de dormir irían en paralelo con el desarrollo de la sustancia blanca (lo que llamamos «los nervios») para reforzar y consolidar los aprendizajes y para estructurar progresivamente lo que será el «conectoma» de cada persona, aumentando en particular la actividad relacionada con las habilidades sociales y la visión de uno mismo.

En el adulto predominan las ondas alfa y beta, que son más rápidas para la actividad cognitiva máxima. Estas ondas se asocian particularmente con la memoria semántica a largo plazo, es decir, con aquella en la que recordamos cosas que aprendimos de pequeños, como sumar y multiplicar. También predominan en la gestión de problemas complejos y en la toma de decisiones. Dependiendo de la actividad cognitiva y memorística predominante, se registrará un patrón de oscilaciones de ondas predominante. Cabe mencionar que a partir de los treinta años se observan diferencias entre géneros respecto a los patrones de ondas predominantes. En los varones se reducen los patrones de ondas lentas en aproximadamente un 50 %, mientras que en las mujeres la reducción es del 25 %.

En este cuadro se resume el cambio en las ondas cerebrales según la edad.

Momento de la vida	Ondas cerebrales	Actividad cerebral	Al dormir
Infancia (desde los bebés hasta los 2-3 años)	Abundan las ondas theta. Abundan las ondas delta. Las fases REM del sueño son largas (50 % del total).	Mente divagando y ensoñamiento. Mayor capacidad para almacenar nueva información pero no para consolidarla. Momento de mayor desarrollo de la materia gris del cerebro.	Mayor imaginación, fantasía y creatividad. El sueño se concilia fácilmente y es más profundo. El sueño a veces se confunde con la realidad. Se sueña poco con objetos y personas.
A partir de los 5-7 años	Las fases REM se acortan (20-25 % del total). Se mantiene la actividad de ondas delta y theta.	Mayor capacidad para almacenar contenido memorístico de largo plazo. Se mantiene el desarrollo de la materia gris. Aumenta el desarrollo de la sustancia blanca.	Aumenta la capacidad para recordar los sueños. El contenido onírico cambia: aumentan los sueños personalizados con historias más complejas.
A partir de los 17 años	Decaen las ondas theta y delta.	Mayor capacidad de gestión y consolidación de nueva información.	Cambios en la forma de dormir. Los ciclos circadianos se alteran. Mayor tendencia a ser búhos.

(Continúa.)

46

Momento de la vida	Ondas cerebrales	Actividad cerebral	Al dormir
Adultos	Se incrementan las ondas alfa. Siguen disminuyendo las ondas theta y delta.	Mayor capacidad de recordar episodios a largo plazo. Mayor habilidad para labores rutinarias.	Sueño menos profundo. Mayor tendencia a ser alondras. El contenido onírico se recuerda con más facilidad si se experimentan microdespertares.
Tercera edad	Mayor desregulación de los patrones de ondas cerebrales. Reducción de hasta un 75 % de las ondas lentas. Aumentan las fases NoREM 1 y 2. Disminuye la fase NoREM 4.	Menor capacidad para consolidar nuevos aprendizajes. Mayor capacidad para tomar decisiones sin carga emotiva.	Cambios en los horarios a la hora de dormir (irse antes a la cama, levantarse más temprano). Mayor número de despertares nocturnos. Sueños más ligeros.

✓ Un factor adicional es el tipo de actividad mental que predomine durante el día. Una persona con hiperactividad cerebral frecuente (por ejemplo, alto trabajo intelectual) tendrá menos capacidad general para permutar de ondas beta a ondas lentas. Ello es debido a la alta actividad que mantiene al cerebro mayor tiempo en ondas beta y gamma. Esto conlleva una mayor dificultad para conciliar el sueño y más tendencia al insomnio.

✓ En contrapartida, cuando se practica la meditación se tiene más facilidad para entrar en un «estado theta» de ondas lentas. Ejercitándose en la práctica de la meditación se puede conseguir más fácilmente la actividad de las ondas lentas que pueden generar a la larga un mejor descanso nocturno y una mente más despejada durante el día.

En este cuadro se resumen las variaciones de las características del sueño en el transcurso de la vida.

	Fases del sueño	Al dormir
Infancia	⇩ NoREM 1 ⇩ NoREM 2	✓ Menos tiempo en duermevela ✓ Sueño más profundo
Adolescencia	⇧ REM	✓ Menos despertares nocturnos
Adultos	⇧ NoREM 1 ⇧ NoREM 2	✓ Más dificultad para conciliar el sueño ✓ Sueño más ligero
Mujeres adultas	⇩ Ondas beta y delta ⇧ Ondas alfa y theta	✓ Más dificultad para conciliar el sueño ✓ Sueño más ligero ✓ Mayor tiempo con la mente divagando y en somnolencia ✓ Diferencias en el sueño según el momento del ciclo hormonal ✓ Mayores quejas subjetivas de trastornos del sueño con la edad
Hombres adultos	⇩ Ondas alfa y theta ⇧ Ondas beta y delta	✓ Más facilidad para conciliar el sueño ✓ Menos tiempo en somnolencia ✓ Sueño más pesado ✓ Reducción de las ondas theta y delta a partir de los 70 años
Insomnio	⇧ Ondas beta y alfa ⇩ Ondas theta	✓ Menor capacidad de relajación mental ✓ Mayor tendencia a la alta actividad mental intensa

El campo de estudio de las variaciones de las ondas en las diferentes zonas del cerebro está aún en exploración. Conocer bien estos comportamientos y las estrategias para optimizarlos podría proveer pautas terapéuticas para los trastornos cognitivos y del sueño.

La forma femenina de dormir

La forma de dormir es diferente entre los géneros, y las hormonas sexuales tienen mucho que ver en este aspecto.

La idiosincrasia femenina que incluye los aspectos del ciclo biológico como la menstruación, el embarazo y la menopausia son factores clave para las diferencias a la hora de dormir que deben tratarse de manera particular. Una de las claves reside en las fluctuaciones de los niveles de las hormonas sexuales femeninas que son fundamentalmente los estrógenos y la progesterona.

Estas hormonas tienen niveles diferentes según el momento de la vida, empezando en la pubertad, durante cada ciclo menstrual de la etapa reproductora, en el embarazo y la perimenopausia (la etapa antes de la menopausia en la que se retira la menstruación). Los cambios en las hormonas femeninas en estas etapas contribuyen a modificar las pautas del sueño.

A partir de que las niñas tienen las primeras menstruaciones se empiezan a agudizar las diferencias entre los géneros a la hora de dormir. Durante esta etapa aumenta la producción de hormonas femeninas en los ovarios que se liberan cíclicamente a la sangre y regulan diversas funciones metabólicas, respiratorias y cerebrales que influyen en los ciclos de vigilia y sueño femeninos. Se sabe que las hormonas sexuales femeninas influyen en el sueño. En particular, las mujeres suelen aquejar de problemas al dormir justo antes o durante la menstruación. Además, durante la fase anterior a la menstruación oscila la temperatura corporal interna, pasando de 36,4 °C a 36,7 °C, lo cual puede afectar a la calidad del sueño.

Los factores psicológicos también influencian el sueño femenino en relación a las hormonas sexuales. Las mujeres tienen el doble de prevalencia de cambios de humor, alteraciones del ánimo y estrés psicológico que los hombres, lo que se refleja en un aumento de la prevalencia del insomnio.

Los datos indican que a partir de los quince años el género femenino tiene un 28 % más riesgo de problemas del sueño que el género masculino. Sin embargo, aunque las mujeres jóvenes se declaran insomnes con más frecuencia que los hombres de su edad, esta percepción no se refleja de manera objetiva en las medidas reales del tiempo durmiendo. Ello sugiere que hay otros aspectos relacionados con el ánimo y el humor que también desempeñan un importante papel en esta sensación subjetiva de estar durmiendo peor.

Ovulación, menstruación y ciclo circadiano

El ciclo circadiano del cuerpo está coordinado con la temperatura. Por la noche la temperatura baja para ayudarnos a conciliar el sueño. Durante la menstruación, la temperatura es algo más alta, por lo que puede costar más conciliar el sueño (o desvelarse con frecuencia) en esos días. Por el contrario, suben los niveles de progesterona coincidiendo con la ovulación, por lo que se puede experimentar más fatiga y somnolencia.

Durante el embarazo hay asociados muchos cambios anatómicos y fisiológicos que influyen en la manera de dormir, afectando a la fragmentación y duración del sueño e incluso la forma de respirar durmiendo. En particular, las mujeres embarazadas empobrecen la calidad del sueño en el tercer trimestre de gestación. También hay un aumento de

Embarazo, piernas inquietas y el hierro en sangre

Entre los factores relacionados con la tendencia a dormir mal durante el embarazo por piernas inquietas parecen estar el descenso en los niveles de hierro y de folatos (vitamina B9). De hecho, aunque no se padezca anemia, se sabe que cuando los niveles de ferritina en la sangre están por debajo de 50 microgramos por litro de sangre se tiene mayor tendencia a tener calambres en las piernas. Si durante el embarazo se consumen alimentos ricos en hierro y folatos (acelgas, espinacas, brécol y otras verduras de hoja verde y legumbres), se puede atenuar este síndrome.

las apneas del sueño (dificultades respiratorias al dormir, con ronquidos y respiración entrecortada) y aumenta el síndrome de las piernas inquietas (movimientos incontrolables de las piernas). Tampoco ayudan otros trastornos asociados a la preñez como las náuseas, la lumbalgia, las cefaleas, las taquicardias, la incomodidad abdominal, los movimientos del feto, el reflujo gastroesofágico (los contenidos estomacales vuelven a la boca) y los cambios de humor. Estas alteraciones del sueño durante el embarazo suelen revertir después del alumbramiento, cuando las hormonas sexuales vuelven a sus ciclos normales de producción.

Con la menopausia, los niveles de estrógenos y progesterona decaen, lo que se atribuye a un aumento del insomnio y a dormir menos profundamente, con tendencia a despertarse con mayor facilidad. Se calcula que durante la transición hormonal femenina el riesgo a dormir peor es del 31 % aproximadamente. Uno de los factores en la menopausia reside en la menor reducción de la temperatura del cuerpo que acompaña al sueño más profundo y que coincide con el mayor pico de melatonina.

Tras la menopausia, el descenso de la temperatura durmiendo está atenuado mientras que los niveles de cortisol (la hormona del estrés que nos despierta completamente) están más altos en las primeras horas del día. Por esta razón, las mujeres menopáusicas suelen tener un cronotipo alondra cuando se compara con otras mujeres, les cuesta más conciliar el sueño por tener más bajos los niveles de melatonina y se despiertan temprano por tener el cortisol alto a primeras horas de la mañana. Una técnica que parece funcionar bastante bien para la higiene del sueño en la menopausia es el tratamiento con melatonina y la hipnosis.

51

Hipnosis para el tratamiento del insomnio en la menopausia

Los tratamientos de hipnosis en mujeres menopáusicas con trastornos del sueño parecen ser eficaces. Según los datos disponibles, se consigue una mejor calidad del sueño tras cinco sesiones de hipnosis en el 50-77 % de los casos. Además, se obtienen resultados similares con autohipnosis en sesiones efectuadas por remoto.

En el siguiente cuadro comparativo se resumen algunas características de la evolución en la forma de dormir femenina de acuerdo al momento de la vida y de los niveles de progesterona y estrógenos.

Etapa de la vida	Infancia	Pubertad	Adulta	Embarazo	Perimeno-pausia	Tercera edad
Niveles de P y E*						
Tiempo durmiendo						
Sueño ligero	No	No	Ocasional	Más frecuente en el T2	Frecuente	Muy frecuente
	Sin diferencias entre géneros	Cambios en las fases del sueño	Varía según el momento del ciclo	Mayor somnolencia durante el día	Tendencia al sueño fragmentado	Ciclos del sueño hacia alondra

* **P** representa el nivel de la progesterona marcada con una línea clara.

E representa el nivel de los estrógenos marcada con una línea oscura.

T1, T2 y T3 representan los tres trimestres del embarazo.

En los hombres, las fluctuaciones hormonales son menores, por lo que no se registran cambios importantes en el género masculino en la etapa adulta, sino que los cambios son más significativos en la tercera edad. Los hombres septuagenarios presentan un 50 % de reducción de las ondas lentas delta y theta, mayor fragmentación del sueño y menos sensación de descanso. El deterioro de la calidad del sueño se correlaciona en parte con el declive de la producción de la testosterona, la hormona sexual masculina por excelencia. En comparación con los hombres, las mujeres septuagenarias no tienen una reducción significativa de las ondas lentas delta y theta, pero experimentan más dificultades para iniciar las fases del sueño y más quejas subjetivas de insomnio. Por otra parte, las mujeres de edad avanzada suelen quejarse de las dificultades para conciliar el sueño o tener sueños más ligeros, mientras que los hombres suelen sufrir con mayor frecuencia problemas respiratorios relacionados con el sueño (apneas del sueño).

Mujeres dormilonas

La duración del tiempo durmiendo puede ser distinta entre los hombres y las mujeres. Según algunos centros internacionales especializados en el sueño, las mujeres necesitan dormir entre unos 20 y 30 minutos más que los hombres. Esto se explicaría por el mayor grado de complejidad funcional del cerebro femenino en la actividad memorística y del lenguaje que precisaría de un lapso mayor de tiempo para «refrescarse». Ello no quiere decir que dormir más sea exclusivo del género femenino. Los hombres cuya profesión requiera usar más intensamente la materia gris también necesitarán más horas de sueño de promedio.

53

Funciones del sueño a todos los niveles

> Si dormir no es una función absolutamente vital, entonces es el mayor error del proceso evolutivo.
>
> ALLAN RECHTSCHAFFEN

Dormir sigue siendo en parte un misterio, sobre todo cuando se piensa que mientras dormimos se prioriza la «desconexión total» frente a otros aspectos también vitales como es protegerse de los enemigos, comer, beber o incluso reproducirse. El sueño es una propiedad del cerebro y del cuerpo que sirve para algunos propósitos realmente esenciales para la vida. El listado de actividades en el organismo cuando se duerme es elevado, y sus objetivos, en conjunto, se centran en cinco aspectos generales:

- Preservar la conectividad del cerebro.
- Ahorrar energía metabólica y regular el metabolismo.

- Reforzar las defensas del organismo.
- Restaurar la actividad funcional en general.
- Hacer «limpieza» del cuerpo y las reparaciones genéticas y de los tejidos.

En el caso del cerebro, el sueño le permite reparar material genético, restaurar la funcionalidad adecuada, refrescar el cerebro, ralentizar su metabolismo, limpiar residuos resultados de la respiración y del gasto metabólico, afianzar el aprendizaje adquirido, gestionar la memoria y los recuerdos, contribuir al equilibrio emocional y evitar el deterioro funcional.

En otras partes del cuerpo dormir permite regular adecuadamente el metabolismo, mejorar el sistema inmune, controlar la producción de hormonas, la temperatura corporal, reducir el riesgo de inflamación y enfermedad y «ahorrar» kilocalorías. Todavía se desconoce la totalidad de los beneficios del sueño para la salud física, anímica y mental, como mecanismo adaptativo en la evolución, de acuerdo a las funciones que se han incorporado en la actividad humana. Es posible que la lista de beneficios al dormir siga creciendo a medida que se vayan descubriendo.

A continuación se describen detalladamente las numerosas funciones atribuidas a dormir.

1. Reparar el ADN y los telómeros

En algunas investigaciones pioneras realizadas en animales de estructura sencilla se ha demostrado que dormir reduce la cantidad de errores de lectura del material genético que se efectúan en las células. Los errores de lectura de los genes se acumulan sobre todo mientras estamos despiertos, cuando más «activo» está al material genético. Este hecho es particularmente esencial para el incansable cerebro. Cuando estamos cansados las neuronas acumulan mayor daño genético. Estos errores conllevarían con el tiempo a un aumento del riesgo de anomalías en la producción de proteínas y en la salud de las células. Por ello es importante reducirlos al mínimo.

Para ello, uno de los mecanismos de «rescate» genético que tienen lugar durante el sueño se basa en aumentar la dinámica de los cromosomas en las células, que incluso se duplica en el caso de las neuronas. La intervención inducida en los cromosomas de las células que el cuerpo prioriza durante el sueño permitiría reparar el ADN neuronal de preferencia a la hora de dormir. Genéticamente hablando, sería una forma de «borrón y lectura nueva» para seguir manteniendo la producción diaria durante los momentos de mayor actividad.

Una teoría en boga sobre otra ventaja del sueño sería evitar que los telómeros se acorten. Es una de las afirmaciones que defienden algunos investigadores como la Premio Nobel de Medicina Elizabeth Blackburn (2009) experta en el campo. Los telómeros son secuencias redundantes que se encuentran en los extremos de los cromosomas, como se ilustra en esta figura.

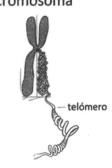

Cuando las células se dividen y replican sus cromosomas pueden provocar una reducción progresiva de los telómeros, hasta el punto de que, si este es muy corto, la célula deja de dividirse. La óptima longitud de los telómeros se asocia a salud y juventud, mientras que el acortamiento de los mismos se relaciona con el envejecimiento y las enfermedades de la senectud. Por lo tanto, nos conviene reservar la longitud de los telómeros. La doctora Blackburn sugiere que una de las formas para disminuir o incluso revertir el desgaste de estas estructuras sería durmiendo. Si la calidad del sueño es baja o de poca duración, aumenta el riesgo de acortar los telómeros, mientras que si la calidad del sueño es buena y de duración adecuada, el riesgo es bajo.

55

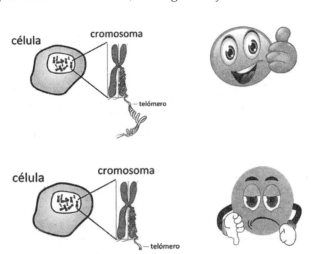

> **Modificación genética y secuelas de la falta de sueño**
>
> En una investigación experimental efectuada en moscas modificadas genéticamente para desajustar los patrones del sueño se observó que las moscas con los genes alterados presentaban peor equilibrio, menos capacidad de aprender y más tendencia a desarrollar problemas metabólicos.

2. Reponer kilocalorías y restaurar la «gasolina» cerebral

La velocidad metabólica de todo el organismo disminuye durante el descanso nocturno para conseguir que los reservorios energéticos que se han ido gastando en vigilia se vuelven a abastecer. Si no descansáramos durmiendo, nunca llegaríamos a reemplazar la energía metabólica necesaria para la actividad. No en vano, muchos mamíferos que soportan temperaturas extremas necesitan hibernar.

El cerebro es uno de los que más energía ahorra al dormir. Para este órgano, dormir serviría también para restaurar la «gasolina», es decir, los reservorios de glucosa como combustible que este órgano consume abundantemente. Se postula que la tendencia nocturna del cerebro al ahorro de glucosa tendría que ver con la necesidad de equilibrar el metabolismo y la producción de nuevas moléculas en el circuito neuronal.

> **La refrigeración del cerebro**
>
> La ralentización metabólica cerebral promovería refrescar el cerebro para reducir el riesgo de sobrecalentamiento. Como indiqué en el libro *Dale vida a tu cerebro*, la actividad de los circuitos neuronales puede generar calentamiento local agudizado por el hecho de estar encerrado en un cráneo con poca ventilación. Uno de los sistemas más eficaces para activar «el aire acondicionado» cerebral sería el bostezo. Junto con bostezar, dormir sería otro factor indirecto para permitir la refrigeración.

3. Activar las labores de limpieza cerebral

Uno de los principales objetivos de dormir es limpiar los desechos cerebrales. El servicio de limpieza cerebral utiliza, además de la sangre, un fluido (líquido cefalorraquídeo) al que se vierten sustancias y residuos sobrantes de las células del cerebro y se eliminan las toxinas de las células (ver la figura). Se denomina sistema glinfático y fue descubierto hace una década.

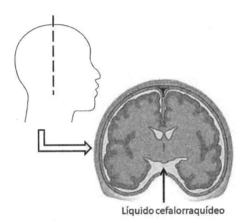

Líquido cefalorraquídeo

57

El sistema glinfático está gestionado fundamentalmente por células glía, que son un tipo de célula del cerebro con muchas funciones, incluida la limpieza de basuras celulares.

A medida que pasa el día y progresa el trabajo de las neuronas y otras células del cerebro se acumulan paulatinamente residuos. Los desechos se vierten a la sangre y al líquido cefalorraquídeo. Como el cerebro es un compartimento cerrado y los líquidos no se comprimen, se establece un equilibrio entre la proporción de volumen que ocupan las células y el que ocupa el líquido exterior.

Durante la noche, aprovechando la menor actividad de las células, el sistema de limpieza glinfático tiene más margen de maniobra y aumenta su caudal hasta sesenta veces, lo que permite retirar los residuos celulares y eliminar la «basura cerebral» más rápidamente. Sería algo así como que el camión de la basura es más rápido y eficaz cuando hay menos circulación de vehículos por la noche y puede usar toda la carretera a sus anchas.

Una de las «basuras» más relevantes es la acumulación de agregados proteicos típicos de enfermedades como la esclerosis múltiple, el alzhéimer, el párkinson y otras demencias. También son particularmente tóxicos los residuos de los procesos inflamatorios, como las citoquinas y las prostaglandinas, que podrían ser dañinos para las neuronas. Las investigaciones indican que la falta de sueño contribuye a la acumulación de los agregados de proteínas nocivos, como los depósitos de amiloide característicos del alzhéimer, ya que no se da la oportunidad de optimizar el servicio nocturno de limpieza. Además, la eliminación eficaz de residuos del sistema nervioso al dormir parece conservada evolutivamente porque incluso se ha observado en insectos, como la mosca de la fruta.

Una noche sin el servicio de limpieza y el amiloide se acumula

Se ha demostrado que tan solo con una noche de privación de sueño aumenta la acumulación en el cerebro de la proteína amiloide que es un marcador típico del alzhéimer. Además, las agregaciones de esta molécula pueden resultar tóxicas si se prolonga la mala calidad del sueño. En contrapartida, se ha observado que dormir profundamente elimina los residuos del cerebro.

Pasar una mala noche no produce una enfermedad neurodegenerativa al día siguiente, pero si nos privamos de dormir de una forma continuada puede aumentar el riesgo de deterioro cognitivo.

---

4. Restaurar las conexiones cerebrales

En mis libros *Dale vida a tu cerebro* y *Pon en forma tu cerebro* comentaba hasta qué punto el cerebro es un órgano maravilloso encargado de regular un sinfín de funciones. Es el coordinador de las percepciones y sensaciones, del movimiento de los músculos, de la comunicación, del pensamiento, de las emociones, de la conducta, del apetito y la sed, del aprendizaje, de la temperatura corporal, del ritmo cardiaco e incluso de la modulación de muchas hormonas. Por consiguiente, el cerebro es uno de los más beneficiados al dormir.

Las neuronas y otras células del cerebro denominadas glías establecen conexiones unas con otras generando circuitos que se consolidan y refuerzan. Cuanto más se efectúa una actividad cerebral concreta, más numerosas y consolidadas son esas conexiones celulares. La red conectiva es dinámica y cambiante según los nuevos estímulos e información que reciban las neuronas. Este proceso se denomina «plasticidad sináptica» en la que se establecen diálogos renovados entre las neuronas según la actividad que efectuamos. La plasticidad sináptica es mayor en el cerebro joven, aunque se mantiene toda la vida.

Como a lo largo del día recibimos numerosos estímulos que el cerebro procesa, la red de conexiones sinápticas entre las neuronas no es siempre la misma y la plasticidad del cerebro cambia. Si bien es conocido que el sueño restaura las conexiones neuronales, las investigaciones demuestran que la eficacia del sueño en esta labor no es única y direccional y depende de numerosos factores como la edad o las experiencias que precedan al momento de dormir.

Aunque quede mucho por saber respecto a las funciones en la conectividad del cerebro al dormir, las hipótesis indican que cumple varias funciones, incluyendo:

✓ Eliminar la memoria obsoleta o la información redundante o intrascendente.
✓ Consolidar los nuevos recuerdos.
✓ Estabilizar y preservar la plasticidad neuronal.

Aprender algo nuevo requiere un esfuerzo mental en el que generamos nuevas conexiones que se van consolidando paulatinamen-

La eficiencia cognitiva es proporcional al número de horas durmiendo

El funcionamiento cognitivo óptimo se restaura durmiendo un número de horas específicas proporcional al número de horas que se haya estado despierto. Se ha calculado que en personas jóvenes a las que se impide dormir durante 40 horas se necesitan al menos 4 horas adicionales durmiendo para volver a ser eficaz en esa tarea concreta. Si se está 64 horas seguidas en vigilia, se necesitan al menos 8 horas adicionales para tener el mínimo de eficiencia.

te. La actividad neuronal que conlleva el aprendizaje puede generar un desgaste local y momentáneo en los circuitos neuronales que se estaban utilizando en esa tarea particular. Paulatinamente, las disfunciones en la red neuronal local van en aumento cuanto más tiempo se pasa sin dormir.

5. Coordinación de los movimientos de los músculos

El sueño influye en la coordinación de los músculos del cuerpo. Las neuronas también dialogan con los músculos que movemos voluntariamente para coordinar los movimientos. Cuanto mayor es la conexión entre la neurona y el músculo, mayor habilidad se conseguirá en el ejercicio de ese movimiento.

Desde los primeros movimientos torpes y rudimentarios de los niños pequeños para que se transformen en los coordinados, flexibles y adaptativos de los adultos se requiere que haya una consolidación de circuitos entre las neuronas y los músculos. Por ejemplo, cuando se aprende a tocar la guitarra se generan refuerzos entre las neuronas que dan las órdenes a los dedos para deslizarse por las cuerdas.

Cuanto más se practica, más compleja y dinámica es esa interacción entre la neurona y el músculo. Por ejemplo, al ejercitarse intensamente en una sesión de guitarra se puede generar un agotamiento de las conexiones neurona-músculo que se están reforzando. Será de gran beneficio dormir tras haber estado ejercitándose para que la eficacia del movimiento de los dedos sobre las cuerdas se consolide mejor.

Es importante tener en cuenta este factor al decidir pasar la noche en blanco para ensayar toda la noche antes de un examen de un instrumento musical. Si se desgastan los circuitos neuronales que estaban más activados durante el aprendizaje sin la oportunidad de restablecer el refuerzo de la red neuronal es posible que la eficiencia en el examen del día siguiente no sea la óptima. La conexión del cerebro con el músculo precisa del descanso nocturno.

Yo suelo aconsejar al alumnado en mis clases en la universidad que no pasen la noche en blanco antes del examen, aunque se quejan de que nunca tienen el tiempo suficiente para estudiar y a veces no les queda más remedio que apurar hasta el último momento.

> ### Mejores calificaciones académicas cuando se duerme bien todo el curso
>
> Una investigación reciente efectuada en 88 estudiantes voluntarios de una media de edad de diecinueve años ha demostrado que para tener mejores resultados académicos es necesario haber dormido bien, en cantidad y calidad, todos los días del semestre de estudios. Es decir, a mejor calidad del sueño cotidiano, mejores rendimientos escolares. En el estudio indican que no basta con dormir bien la víspera de un examen, sino que se precisa dormir lo adecuado todos los días para reforzar y consolidar de manera cotidiana los conocimientos y el aprendizaje.

6. Consolidar la memoria y el aprendizaje

La capacidad para forjar la memoria es crítica en la adaptación estratégica de cualquier organismo a los cambios ambientales. El proceso memorístico comprende tres funciones fundamentales que incluyen la codificación, la consolidación y la recuperación.

- Durante la codificación, la percepción de un estímulo se convierte en la formación de un recuerdo que puede ser vulnerable y expuesto al olvido.
- Durante la consolidación, el frágil recuerdo se estabiliza y refuerza gradualmente.
- Durante la recuperación, se almacena el recuerdo para rememorarlo posteriormente.

A modo de ejemplo, cuando me dictan un número de teléfono podría simplemente codificarlo para marcar inmediatamente o consolidarlo repitiéndolo varias veces para retenerlo y grabarlo en la memoria usándolo posteriormente.

La memorización a largo plazo se completa durante el sueño, momento en el que se reducen las interferencias de múltiples estímulos externos e internos. Entre otros, las neuronas tienen que resolver lo que se denomina la interferencia catastrófica, es decir, el dilema sobre cómo almacenar nueva información sin olvidar la anterior. Para este proceso, se asume que la información aprendida se integra gradualmente de forma lenta sin borrar la memoria más remota.

Cuanto más consolidada esté una información en la memoria, más difícil será borrarla. Ello explicaría por qué se puede producir una amnesia tras una lesión aguda en la cabeza, en la que se olvidan selectivamente los recuerdos más recientes sin afectar a los más antiguos.

El cerebro recibe una gran cantidad de información durante el día, por lo que codifica prioritariamente lo más relevante para consolidarlo en la memoria posteriormente. Existen muchas demostraciones que indican que en particular la fase REM del sueño contribuye a la consolidación de la memoria. Cuando se impide al cerebro llegar a REM en el sueño se reduce la capacidad para aprender tareas complejas, mientras que la memoria de las más sencillas no se ve afectada.

La falta de sueño reduce los recuerdos de acontecimientos pasados

Uno de los primeros estudios en los que se encontró que la falta de sueño reduce la memoria codificada se efectuó por Morris y sus colaboradores en 1960, en la que los voluntarios que pasaban una noche en blanco tenían dificultades para recordar un acontecimiento ocurrido el día anterior. Posteriormente se encontró que pasar 36 horas sin dormir es suficiente para reducir la retención de recuerdos, incluso aunque se tome un café bien cargado durante la vigilia.

El tiempo de latencia entre aprender algo y dormir también influye en la capacidad de retención. Por ejemplo, cuando nos iniciamos en un nuevo idioma retenemos más palabras si nos vamos a dormir en un intervalo de 3 horas después de haber estudiado que si esperamos 10 horas antes de ir a la cama. Por otra parte, la capacidad para tener buenos resultados en una actividad mental que implique mucho esfuerzo y concentración disminuye en las siguientes 12 horas si permanecemos despiertos. Si posteriormente se prosigue con una buena noche de sueño, volveremos a restaurar la capacidad para tener buenos resultados en la tarea que aprendimos el día anterior.

¿Cómo sacar el máximo rendimiento al esfuerzo memorístico?

Toma nota si quieres sacar el máximo partido cognitivo del esfuerzo memorístico. De preferencia:

✓ Efectuar el ejercicio mental con la cabeza despejada después de haber dormido.
✓ Encontrarse en un ambiente con pocos estímulos y con un olor agradable y evocador.
✓ Que transcurran menos de 12 horas antes de que vayamos a dormir.

En todo este proceso puede que se sacrifiquen algunos recuerdos más someros que no se retengan durante el sueño. Es seguramente el precio que hay que pagar por recordar aspectos más generales que alimenten lo aprendido previamente, olvidando las menudencias más específicas que embadurnarían la red conectiva neuronal.

¿Cómo se consigue reforzar las conexiones neuronales para preservar la información adquirida?

Todavía se conoce poco sobre qué ocurre en el cerebro durante el sueño para que aumente la capacidad retentiva. Sin embargo, algunos trabajos fascinantes y vanguardistas han puesto de manifiesto aspectos que todavía quedaban en el misterio con respecto a la consolidación del aprendizaje al dormir. Según las nuevas hipótesis, el número de conexiones y espigas de las neuronas aumentaría durante la fase NoREM, que posteriormente se reforzarían o eliminarían según su relevancia durante la fase REM.

Para que se entienda mejor, imagínate que tus neuronas fueran ramas de árbol y quisieras podar las más débiles para reforzar las ramas principales. Esta poda optimizaría y consolidaría el aprendizaje.

Como ilustra este esquema, los aprendizajes y los recuerdos quedarían consolidados en la red neuronal de la manera siguiente:

63

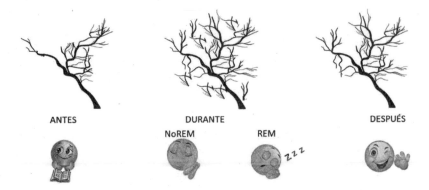

7. Ánimo, optimismo y autoestima

Dormir también influye en «ver el vaso medio lleno o medio vacío». Cuando se clasifican los estímulos en positivos, negativos y neutros en la forma de interferir en la emoción se observa que la falta de sueño provoca un impacto más profundo en los estímulos emocionales positivos. En otras palabras, dormir poco nos hace recordar sobre todo las emociones negativas y pesimistas, mientras que nos borra más fácilmente los pensamientos positivos.

Esta alteración selectiva en la codificación de la memoria por la parte emocional explicaría por qué la incidencia de depresión es mayor en personas que sufren insomnio crónico. Es probable que esta situación genere una mayor tendencia a evocar los recuerdos negativos.

Trastornos del sueño e ideación suicida

En algunos estudios efectuados en personas mayores de sesenta años aquejadas de depresión persistente se observó que los síntomas se agravaban cuando tenían mayores dificultades para dormir. Después de un año con trastornos del sueño aumentaba la ideación suicida, es decir, los deseos de muerte y pensamientos persistentes de querer acabar con la vida.

Asimismo, la calidad del sueño influye en el afecto, en la autoestima y en la percepción de uno mismo. Cuando dormimos bien se tiene una visión más positiva y optimista de uno mismo. Proyectaremos una imagen de mejor aspecto físico, más favorecido, con independencia de tener más o menos ojeras.

La ciencia parece estar confirmando la sabiduría popular que dice que «los problemas emocionales se resuelven con la cabeza reposada». Como dicen las madres: «Vete a la cama y te sentirás mejor mañana».

8. Creatividad

La creatividad es una de las herramientas más poderosas de la mente humana. Nos ha ayudado a sobrevivir. El pensamiento creativo genera la habilidad para tomar la información que ya existe y combinarla de manera novedosa para ofrecer nuevas alternativas. Dormir se asocia a desarrollar el pensamiento creativo de forma más eficaz.

Hay muchos ejemplos de científicos que han manifestado desarrollar una nueva idea ingeniosa después de haber dormido. Por ejemplo, Dmitri Mendeléyev inició la creación de la tabla periódica de los elementos tras un sueño placentero, y Otto Lewi se inspiró para demostrar la transmisión neuroquímica después de dormir.

Dormir sirve para procesar y consolidar memorísticamente más allá de la experiencia previa, en un nivel superior de pensamientos novedosos. Un buen sueño permitiría descubrir nuevas y creativas soluciones de problemas que estaban sin resolver.

Yo misma he conseguido resolver resultados inconclusos del laboratorio a la mañana siguiente de haber intentado el experimento en vano.

65

Tan solo una noche en blanco reduce las genialidades creativas

En algunos experimentos efectuados con voluntarios en los que se realizaban ejercicios creativos se observaba que las personas que habían dormido después de entrenarse en el ejercicio eran un 60% más creativas que si habían pasado toda la noche sin dormir.

9. Gestión de las emociones y del afecto

Muchas de las quejas psiquiátricas y neurológicas sobre el desánimo y la desmotivación se correlacionan con problemas a la hora de dormir. En general, la persona que experimenta falta de sueño suele sentirse más irritable y con una afectividad vulnerable y cambiante. Cuando se induce en las personas una restricción del sueño durante cinco días se observa un aumento progresivo de problemas emocionales en los análisis psicológicos efectuados. Estas personas son menos capaces de mantener la calma ante las situaciones adversas, se sienten vulnerables en sus emociones y tienen peor percepción de sí mismas. Además, se muestran más pesimistas frente a la resolución de problemas o conflictos.

Una de las zonas del cerebro que gestiona las emociones se denomina amígdala (ver la siguiente figura). Es una pequeña zona del cerebro que se activa a la hora de gestionar y resolver conflictos que impliquen un componente emocional.

66

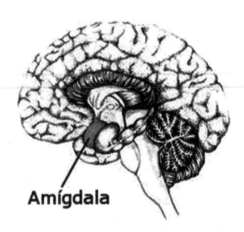

Amígdala

Por ejemplo, la amígdala se activa para gestionar ese sentimiento de tristeza o alegría cuando nos exponemos a imágenes emotivas. Si se duerme mal, las emociones afectan preferencialmente desde el punto negativo. Se agudiza la tristeza cuando se trata de imágenes negativas y se reduce la alegría cuando se trata de imágenes positivas.

Se ha calculado que no dormir aumenta la magnitud de la reacción de la amígdala en un 60 %. Es decir, que podríamos estar hasta un 60 % más tristes o menos alegres ante las buenas o malas noticias tras haber estado durmiendo mal. También se tiene tendencia a tomar decisiones erróneas y a amplificar los conflictos con los demás. La parte buena es que la estabilidad emocional normal de la amígdala se restaura durmiendo bien la noche siguiente, consiguiendo mejor conexión con el optimismo y las decisiones sopesadas.

Por otra parte, el cerebro tiene que llegar a cumplir el ciclo de la fase REM para conseguir «apagar» el exceso de emociones. Como sabes, esta fase se precisa igualmente para la consolidación de la memoria. Si enlazamos ambos aspectos, emoción y memoria, podemos concluir que conseguimos mejorar los recuerdos fidedignos de los episodios vividos cuando reducimos la componente emocional. De esa manera, adquirimos un recuerdo más fidedigno sin la sobrecarga del ruido emotivo que pudiera acompañar el recuerdo de la experiencia.

> **«Ahora voy a dormir para resolver el problema. Si hay quejas, dejen el mensaje que yo mañana les atiendo»**
>
> Si hay que tomar una decisión importante o resolver un conflicto con otras personas es conveniente procurar haber tenido una noche de sueño completo y reparador. Si el día anterior estábamos irritados o enfadados es posible que al día siguiente veamos las emociones desde un ángulo más positivo y con mejor humor.

10. Reforzar las defensas inmunitarias y reparar los tejidos

El sistema inmune es el mecanismo de defensa del organismo, el que detecta y elimina las amenazas internas y externas. Se distribuye a lo largo del cuerpo y está fundamentalmente representado por las células de la sangre denominadas células blancas o leucocitos. Una respuesta típica de defensa consiste en generar una inflamación en el lugar de la lesión o del peligro.

Los cuatro signos cardinales de la inflamación (*rubor et tumor cum calore et dolore*) ya se describieron en el siglo I por Celsius:

- ✓ El enrojecimiento.
- ✓ La hinchazón.
- ✓ El calentamiento.
- ✓ El dolor.

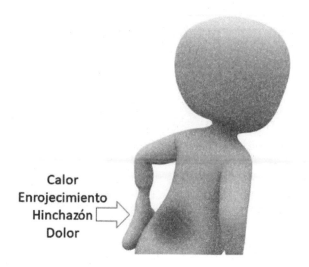

Calor
Enrojecimiento
Hinchazón
Dolor

Si la inflamación persiste porque las células inmunitarias no consiguen solventar el problema, entonces se pierde la capacidad de restaurar el equilibrio. También hay otros factores que pueden prolongar el proceso inflamatorio. Entre estos factores están la obesidad, la diabetes tipo II, el asma, las enfermedades cardiovasculares, el dolor crónico, el cáncer, las enfermedades neurodegenerativas y la edad.

68

El sueño y la inmunidad conectan bilateralmente

La activación del sistema inmune altera el sueño. A su vez, el sueño afecta a la respuesta de los mecanismos de defensa del cuerpo. Bien lo experimentamos cuando tenemos una infección que suele acompañarse a menudo de somnolencia. En la sabiduría popular siempre se ha dicho que dormir es la mejor medicina para las infecciones. Por el contrario, cuando pasamos mucho tiempo sin dormir somos más propensos a resfriarnos, infectarnos o contagiarnos de enfermedades.

Se ha comprobado que muchos patógenos que causan infecciones alteran el patrón del sueño. Algunos de ellos producen toxinas inductoras de cambios en el sueño producidas por diversos microorganis-

ALIMENTA EL SUEÑO PARA UN CEREBRO SANO

mos como las bacterias. Por su parte, algunos estudios sugieren que el sistema inmunológico aumenta la producción de sustancias inductoras del sueño ante la presencia de agentes patógenos que generan infecciones. Por ejemplo, las personas infectadas con el virus del sida o con el virus de la hepatitis C llegan a padecer un 60 % más de insomnio que otros individuos sin estas infecciones. En definitiva, dormir beneficia las funciones de las células inmunitarias y redunda que el sueño sea un aliado de las patologías para facilitar la recuperación ante la enfermedad.

> ### Recuerda:
>
> Estar despierto favorece a los enemigos infecciosos mientras que dormir beneficia al ejército inmunitario de salvamento. Las neuronas se alían con el sistema inmunitario durante la noche para favorecer la recuperación en caso de una infección.

Las vacunas también pueden ser más eficaces dependiendo de cuánto durmamos. Así, cuando la duración del sueño es de al menos 7 horas, cada hora adicional durmiendo consigue un 50 % más de eficacia de la vacuna. Incluso seis meses después de haberse vacunado se observa que las personas con mejor calidad del sueño mantienen una mayor protección de la vacuna frente al patógeno.

Un aspecto de gran interés entre la relación de las células de defensa y el sueño viene determinado por el grado y el número de factores que afecten al sistema inmune.

Los parámetros como el estrés, la comida basura, las disbiosis (desequilibrios) de la flora del organismo o una infección por patógenos provocan un aumento de las sustancias de defensa producidas por las células blancas de la sangre. En consecuencia, se pueden modificar los patrones de las fases NoREM y REM del cerebro al dormir. Cuanto mayor es la producción de estas sustancias, mayor será la alteración del patrón del sueño, hacia un sueño más ligero (NoREM) y menos profundo (REM). Cuando la infección es muy severa, con una producción de sustancias inflamatorias masiva, el sueño se hace fragmentado y de baja calidad, experimentando mucha fatiga durante el día.

En la siguiente tabla se resumen estos parámetros:

Factores	Producción de moléculas nocivas	Activación de las células inmunitarias	Características del sueño
Estrés	☆ ☆ ☆		⬆ Aumenta la fase NoREM
Mala alimentación	☆ ☆ ☆		⬆ Aumenta la fase NoREM
Disbiosis	☆ ☆ ☆ ☆ ☆ ☆		⬆⬆ Aumenta significativamente la fase NoREM ⬇ Disminuye la fase REM
Infecciones	☆ ☆ ☆ ☆ ☆ ☆ ☆		Tanto NoREM como REM se desregulan

Los sistemas inmunitario y nervioso también se ponen de acuerdo a la hora de memorizar información nueva. Así como las neuronas necesitan almacenar la información seleccionada para ser utilizada posteriormente, las células inmunitarias también necesitan recordar al enemigo para combatirlo en futuras ocasiones. De esa manera, la próxima vez que se vean expuestas al mismo tipo de patógeno tendrán herramientas específicas y más eficaces para poderlo eliminar rápidamente. Al igual que en el caso del cerebro, la memoria de las células de defensa se procesa mejor durante el sueño.

La fiebre nocturna es una aliada de las defensas

Las células del sistema inmune fomentan estar menos tiempo en fase REM del sueño para favorecer la fiebre. La fiebre permite aumentar la proliferación de células inmunitarias para mejorar las defensas frente a la infección. Recuerda que la temperatura más baja del cuerpo se alcanza en la fase REM. Por consiguiente, si se reduce el tiempo en REM, se estará menos tiempo en la temperatura baja y se facilitará la fiebre para que las células inmunitarias trabajen óptimamente en combatir la infección o la inflamación.

En este esquema puedes comprobar la comparativa entre la memoria que gestionan las neuronas y la que efectúan las células blancas.

Codificación	Consolidación	Recuperación
Las neuronas captan la información.	✓ Las neuronas procesan la información para recordarla después.	✓ Las neuronas recuperan el recuerdo para utilizarlo.
Las células inmunitarias detectan al patógeno.	✓ Las células inmunitarias transfieren la información para formar herramientas de defensa, como por ejemplo anticuerpos.	✓ Las células inmunitarias se activan rápidamente si se vuelven a encontrar con ese patógeno.

Conviene recordar que cada persona cuenta con su propia impronta inmunológica, que depende de numerosos factores como el género, el estado de ánimo, el medioambiente, el estilo de vida y la alimentación. Por añadidura, el sistema inmune presenta diferencias entre el género masculino y femenino. Se sabe que las mujeres son más propensas al dolor crónico, a algunas enfermedades infecciosas y suelen responder con mayor intensidad en las vacunas.

La psiconeuroinmunología es una disciplina actualmente en boga que aborda estos aspectos globalmente para aliviar las enfermedades.

Sin embargo, estos aspectos han sido todavía poco estudiados, por lo que la investigación tiene todavía mucho trabajo por delante.

Estrés en el sistema inmunitario e insomnio

Una nueva investigación efectuada en animales de experimentación ha ubicado en el cerebro un circuito neuronal que podría influir en el insomnio. Los investigadores del estudio constataron que este circuito modula el cortisol, la hormona del estrés.

Cuando los científicos estimulaban artificialmente los circuitos neuronales para producir cortisol, los animales se despertaban inmediatamente. Por el contrario, cuando se bloqueaban los circuitos, se inducía el sueño, incluso aunque los animales hubieran sido expuestos a situaciones estresantes. En paralelo, mermaban las defensas en la sangre.

Los investigadores concluyeron que este circuito neuronal identificado es un sustrato común para el insomnio y la inmunosupresión.

---

11. La sincronización endocrina con el sueño

El sueño normal se regula por tres factores independientes:

- El **proceso S**, que tiene que ver con el equilibrio del sueño, también llamado homeostasis.
- El **proceso C** de los ritmos circadianos internos a lo largo del día y de la noche.
- El **proceso A** (alostático) según el estado físico y mental, la alimentación, el estilo de vida y los parámetros contextuales y medioambientales.

Estos procesos se complementan y tienen un efecto lineal y acumulativo: a medida que transcurre el día aumentan las ganas de dormir. Es como si fuéramos llenando poco a poco el cuerpo de cansancio hasta llegar un momento en el que esa fatiga física, mental y metabólica necesita «vaciarse». Lo que se denomina la «presión del sueño».

En el proceso de programación participan diversas hormonas y moléculas que oscilan sus niveles en sangre a medida que transcurren las 24 horas del día. Una de las moléculas que se acumula durante el día es la adenosina, que se produce por muchas células, incluidas las neuronas. La adenosina se considera uno de los factores más potentes para inducir el sueño en el proceso S. Cuanto mayor sea la acumulación de adenosina estando despiertos, más cerca estaremos de acercarnos a la fase de dormir.

Hay varias hormonas del sistema endocrino que se acompasan con los ciclos de sueño-vigilia, aumentando o reduciendo sus niveles según la luz del día y la temperatura corporal. Algunas son alternativas, como la melatonina y el cortisol. Como ya se ha comentado, la melatonina está al máximo durante la noche. Por su parte, el cortisol (la hormona del estrés) se activa en las primeras horas del día para mantenernos despiertos.

El cortisol endógeno es incompatible con el sueño

El estrés aumenta la producción del cortisol (hormona del estrés por excelencia). Aunque esta hormona se produce de manera natural por la mañana, cuando es producido a deshoras activa los circuitos neuronales que inducen al insomnio. Por añadidura, el cortisol reduce la producción de melatonina que se necesita para conciliar el sueño. Para cerrar el círculo vicioso, la mala calidad del sueño nos hace gestionar peor el estrés, por lo que reforzaremos la producción descompensada de cortisol que nos abocará a pasar la noche en blanco.

Además de la melatonina y el cortisol, presentan ciclos circadianos otras hormonas:

- La **hormona estimulante de la tiroides** (TSH, del inglés *thyroid-stimulating hormone*) para la producción de las hormonas de la tiroides. Las hormonas de la tiroides (conocidas por su nombre corto T3 y T4) se encargan de varias funciones importantes como la regulación del metabolismo y del desarrollo en la infancia.

- La **hormona del crecimiento** sirve para crecer de manera proporcionada durante la etapa infantil. Esta hormona se produce fundamentalmente durante el sueño profundo para fomentar el crecimiento. Si durante la infancia no se duerme lo suficiente, se puede generar un retraso del crecimiento. En casos extremos, la falta de esta hormona produce el enanismo.

En los adultos, los niveles de producción de esta hormona decaen considerablemente a partir de los treinta años, llegando a ser entre dos y tres veces menor. A pesar de todo, la hormona del crecimiento sigue cumpliendo funciones metabólicas esenciales que tienen que ver con la gestión de la glucosa, la producción de proteínas, la reducción de la producción de las grasas y la regeneración del hueso, el músculo, la piel o las articulaciones. La falta de la hormona de crecimiento en adultos puede generar fatiga, debilidad muscular e intolerancia a la glucosa.

La secreción de la hormona del crecimiento en la etapa adulta tiene lugar principalmente en las primeras fases de sueño NoREM. Por consiguiente, dormir contribuye de manera esencial para regular en gran parte el metabolismo y la regeneración de tejidos dañados.

En este gráfico podrás ver cómo oscilan algunas hormonas en las 24 horas del día en una persona adulta promedio de cronotipo intermedio.

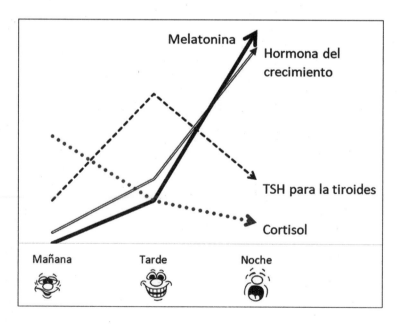

Por consiguiente, la calidad del sueño va a contribuir a tener un mejor metabolismo, crecer adecuadamente y reparar las lesiones de los tejidos y órganos del cuerpo.

La cronoterapia aplicada

La cronoterapia es un concepto emergente que está ganando adeptos en la medicina del sueño. Se calcula que al menos la mitad de las funciones fisiológicas del organismo siguen ritmos diarios de «apagado» y «encendido» según el momento del día. Conocer y respetar los relojes diarios de las funciones de las distintas partes del cuerpo es fundamental para alcanzar la salud integral. Si se consigue acompasar el ritmo del reloj interno de la persona con las pautas alimentarias, de estilo de vida y de posibles tratamientos terapéuticos, se conseguirá sin duda una optimización de la calidad de vida. La cronoterapia podría ofrecer en el futuro un complemento necesario a las terapias. Entre otros, se basa en adaptar la toma de medicamentos al momento del día donde mejores efectos produzcan. Por ejemplo, se propone que los medicamentos para bajar el colesterol (estatinas) se administren antes de ir a la cama, ya que la síntesis de colesterol es mayor entre medianoche y las seis de la mañana.

75

---

12. Regular el metabolismo de la glucosa

El cerebro es un gran consumidor de glucosa. La necesita tanto de día como de noche, porque este órgano sigue trabajando mientras dormimos. Por consiguiente, el consumo nocturno de azúcar en el cerebro representa aproximadamente el 50 % del total de la glucosa que el cuerpo necesita. A pesar de estar en ayunas al dormir, los niveles de glucosa en la sangre se deben mantener constantes, por lo que se activan mecanismos compensatorios para que no les falte combustible a las neuronas.

En las primeras fases del sueño se relaja la musculatura y el consumo de glucosa en el cerebro baja en un 30 % aproximadamente, coincidiendo con la mayor producción de la hormona de crecimiento. Durante la segunda parte de la noche, la producción de esta hormona se reduce, modificándose también los patrones de consumo de glucosa.

Por esta razón no es conveniente acostarse sin haber cenado nada porque se pueden generar ganas de ingerir alimento a mitad de la noche.

¿Qué tiene que ver la diabetes con dormir mal?

La falta de sueño o los horarios de sueño cambiantes pueden alterar los niveles de glucosa en sangre. En consecuencia, la insulina, que es la gran hormona gestora del azúcar en la sangre, se ve afectada, lo que puede predisponer a la diabetes tipo II. Por añadidura, los diabéticos controlan peor sus niveles de glucosa si duermen por debajo de las seis horas por día.

13. Adelgazar durmiendo

Un aspecto que muchas veces se desconoce es que la buena calidad del sueño está asociada con el peso ideal, mientras que un sueño de baja calidad puede contribuir al sobrepeso y la obesidad. Dormir contribuye al buen metabolismo, la óptima gestión de la glucosa, el apetito y las funciones hormonales.

Dormir poco y obesidad se correlacionan en la adolescencia

Los estudios en Estados Unidos indican que la prevalencia de sobrepeso y obesidad se triplicó progresivamente desde los años setenta pasando del 5% de obesidad al 15% en 2004 en los niños y jóvenes entre tres y diecinueve años. En paralelo, se pasó a dormir 1 hora y media menos por noche, estableciendo una correlación entre dormir menos y estar más gordos.

Los estudios son unánimes al indicar que la reducción de la calidad del sueño durante la adolescencia, que se ha agudizado en los últimos años, es uno de los factores principales del riesgo de trastornos metabólicos y de obesidad. Los adolescentes actualmente duermen menos horas que otras generaciones anteriores debido a diversos factores como son la sobrecarga de tareas escolares, los horarios tempranos de la actividad docente, los desajustes circadianos típicos a estas edades, el abuso de dispositivos electrónicos, el consumo de bebidas estimulantes, los desajustes en los horarios de las comidas, etcétera.

En los adultos, la correlación entre el sueño deficitario y los trastornos metabólicos también es significativa, aunque en menor grado que durante la infancia y la adolescencia. Los momentos del día de vigilia y sueño se coordinan con el cortisol (que nos mantiene despiertos) y la hormona del crecimiento (que contribuye a regular el metabolismo mientras dormimos). Tanto el cortisol como la hormona del crecimiento se coordinan con la producción de las hormonas que regulan el apetito, que son fundamentalmente la **leptina** y la **grelina**.

La leptina: es una hormona que nos induce la saciedad después de haber comido. Cuando seguimos teniendo la sensación de hambre a pesar de haber comido lo suficiente, puede deberse a que la leptina no ha alcanzado los niveles suficientes para emitir sensaciones de saciedad. En consecuencia, el cerebro sigue pidiendo comida y acabamos comiendo en exceso. De hecho, muchas personas con sobrepeso u obesidad desarrollan lo que se denomina «resistencia a la leptina», lo que les hace tener menor sensación de saciedad y comen más de la cuenta.

La leptina varía sus niveles en función de las horas de sueño. Cuando no se duerme lo suficiente, se reducen los niveles de esta hormona hasta en un 18 %, por lo que generamos la falsa sensación de hambre después de comer. Así, al dormir se pueden desregular los circuitos de apetito-saciedad y, en consecuencia, aumentamos el riesgo de comer más de la cuenta y engordar.

En este dibujo se ilustra un resumen del efecto del sueño sobre la saciedad:

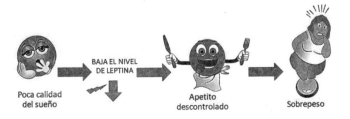

Poca calidad del sueño

BAJA EL NIVEL DE LEPTINA

Apetito descontrolado

Sobrepeso

La grelina: al contrario que la leptina, la grelina es una hormona que estimula el apetito. En el cerebro también contribuye a regular el nerviosismo. A mayor producción de grelina, más hambre, peor humor y más nervios. Para cerrar el círculo vicioso, cuanto mayor es el grado de estrés descontrolado, mayor la producción de grelina. El resultado sería un aumento del apetito.

La mala calidad del sueño también afecta a la producción de la grelina. Se sabe que esta hormona puede aumentar sus niveles en un 28 % tras haber estado dos noches seguidas durmiendo tan solo 4 horas. Como resultado de la falta de sueño y de los altos niveles de grelina, aumentamos el nerviosismo y las ganas de comer, pudiendo acabar atacando la nevera de forma descontrolada.

El siguiente dibujo resume la influencia de la falta de sueño en la grelina:

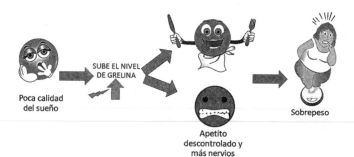

Poca calidad del sueño

SUBE EL NIVEL DE GRELINA

Apetito descontrolado y más nervios

Sobrepeso

Comer en la nocturnidad

El 1,5 % de la población mundial tiene ataques de hambre nocturnos, lo que se denomina «el síndrome del comedor nocturno». La persona que lo padece se desvela por la noche y acude a la nevera para ingerir alimentos de manera rápida y desorganizada, por lo que el desvelo aumenta aún más. Puede estar relacionado con niveles bajos de melatonina.

Por otra parte, también existen insomnes con parasomnias que deambulan dormidos por la cocina y llegan a consumir cualquier producto inusual (desde comida para animales hasta pescado crudo).

En definitiva, aunque no sea el único factor que hay que tener en cuenta, es recomendable dormir bien y buscar la serenidad para tener un mejor control de la ingesta equilibrada. Cuando se hacen análisis del apetito en función de las horas de sueño se observa que dormir 4 horas equivale a tener un 24 % más de hambre a cualquier hora del día que si se duerme 8 horas. Por añadidura, se busca en particular el consumo de carbohidratos y azúcares en un 32 % de los casos, por su efecto sedante. Este tipo de hábitos aumenta el riesgo de obesidad y diabetes tipo II.

La siesta

La mayoría de los seres humanos nos hemos adaptado a un estilo de vida y a unos horarios que nos obligan a dormir únicamente una vez al día, de preferencia por la noche.

El patrón bifásico (dormir durante la noche y una larga siesta) típico en los primates se truncó al llegar a los humanos. Ya desde la época de los Neandertales (entre 40.000 y 70.000 años a.C.) los humanos se convirtieron en monofásicos, durmiendo en fases nocturnas. No obstante, en todas las épocas ha habido individuos que han tenido orientaciones bifásicas, prefiriendo combinar el sueño nocturno con una cabezada refrescante a primera hora de la tarde.

En países como Argentina, Japón, Grecia o España todavía se conserva esta tradición, en particular en el ámbito rural. Por otra parte, en culturas que todavía conservan sus tradiciones ancestrales, como algunas tribus de cazadores-recolectores, el descanso diurno es una parte integrada en sus costumbres y hábitos de vida.

Siesta y corazón

De acuerdo a las investigaciones sobre los hábitos de sueño, la privación de la siesta en aquellos que la practican regularmente parece aumentar el riesgo de enfermedades cardiovasculares en un significativo 37 %.

Siestas a la carta

La siesta parece aportar grandes beneficios para el cerebro. Algunos estudios han demostrado que echar una cabezada a primera hora de la tarde mejora el rendimiento cognitivo, en particular en los niños y en las personas mayores. El momento y duración de la siesta son importantes. Se aconseja que la siesta se haga después de comer (entre las 13 y las 16 horas). Si se duerme avanzada la tarde, se pueden producir desajustes en el sueño nocturno.

Lo óptimo en los adultos sería tener siestas de entre 30 y 90 minutos, mientras que dormir menos de 10 minutos o más de 90 no tendría efectos de mejora en la actividad mental. Además, en el caso de siestas de larga duración que incluyen las fases profundas del sueño, se tiene posteriormente la sensación de «inercia al sueño», que viene a ser el equivalente a estar aturdido y grogui durante un buen rato tras la larga siesta.

Según las personas y las circunstancias, el objetivo de la siesta puede ser variado. La necesidad de una cabezada vespertina puede derivar de diversas circunstancias:

80

1. Por haber trasnochado y sentir la necesidad de compensar la fatiga mental (**siesta de reemplazo**).
2. En trabajos con horarios nocturnos para no generar somnolencia durante la actividad laboral (**siesta de preparación**).
3. Cuando la salud está mermada, por ejemplo por algún tipo de infección, momento en el que la siesta puede fomentar la actividad del sistema inmune (**siesta reparadora**).
4. Como hábito saludable en el que se disfruta de esa actitud de «parón» de la actividad diaria (**siesta de costumbre**).
5. Como parte de las necesidades para la salud del cerebro, en particular en niños y personas mayores (**siesta saludable**).

La actividad del cerebro durante la siesta no es la misma a todas las edades:

- En los bebés, las siestas no se distinguen del sueño nocturno. Duermen durante varios periodos de 2 a 4 horas en el día y la noche. Se denomina sueño polifásico (en varios tramos tanto de día como de noche).

- A partir del primer año, las siestas son sobre todo NoREM. A partir de los cinco o seis años de vida, el sueño REM se habrá reducido aproximadamente al 25 %.
- En adultos jóvenes, las siestas contienen NoREM y REM, siempre y cuando la siesta se prolongue más de una hora.
- En adultos mayores, las siestas son sobre todo de NoREM ligero (no se llega a NoREM 4) y el REM es poco frecuente. A veces se recupera el sueño polifásico para compensar la peor calidad y menor duración del sueño durante la noche.

La duración de la siesta puede variar según las necesidades y circunstancias de cada persona. Para conocer cuál sería la duración ideal de la siesta conviene recordar las fases del sueño y el tiempo que el cerebro y el cuerpo permanecen en cada una de ellas:

Fase	NoREM 1	NoREM 2	NoREM 3	NoREM 4	REM
Duración	5-10 minutos	20-50 minutos	5-15 minutos	20-25 minutos	15-20 minutos
Duración de la siesta	Entre 10 y 30 minutos		Entre 45 y 60 minutos		90 minutos
Tipo de siesta	Efecto «refrescante» para reducir la fatiga mental y seguir después con la actividad		Efecto «reparador» para fomentar la actividad cognitiva y memorística, por ejemplo, cuando se demanda una alta actividad intelectual		Efecto «saludable». En particular en niños, enfermos y personas mayores

No hay una regla fija en la siesta. El cuerpo y el cerebro son los que de alguna manera determinan la necesidad básica de dormir durante el día influenciados por los equilibrios homeostático y circadiano (la acumulación de sueño y cansancio), la edad, el género, los medicamentos, los hábitos al dormir y las ondas cerebrales predominantes en cada persona.

Por ejemplo, yo no suelo tener somnolencia durante el día, por lo que es muy poco frecuente que duerma la siesta. En cambio, tengo amigos que son siesteros habituales y disponen de una predisposición y una práctica que les permite ser muy eficaces con la siesta. Mucho va a depender de la profesión y el horario laboral.

Las profesiones más estresantes del mundo

El mayor estrés profesional no viene por la tarea que efectuar, sino cuando la tarea depende de los acontecimientos que no están bajo control. En ese sentido, entre las profesiones más estresantes del mundo están la de soldado profesional, bombero y piloto. Estos profesionales están más expuestos a sorpresas inesperadas. La incertidumbre es un gran enemigo de la paz mental.

Ventajas e inconvenientes de la siesta

Existen numerosos estudios científicos en los que se demuestran diversos beneficios como resultado de dormir la siesta.

En el siguiente cuadro se describen algunos de los beneficios demostrados científicamente.

- ✓ En infantes menores de cuatro años, fomenta el aprendizaje, siempre y cuando se combine con un buen sueño por la noche.
- ✓ Mejora la memoria episódica (la capacidad de retención) en personas jóvenes (entre dieciocho y veintinueve años), mientras que los efectos no son tan significativos en mayores (entre cincuenta y ocho y ochenta y tres años).
- ✓ Las siestas de 30 minutos mejoran el razonamiento lógico, la atención, el rendimiento intelectual, la capacidad de aprendizaje y la toma de decisiones.
- ✓ Las siestas de entre 60 y 90 minutos mejoran la actividad del hipocampo, que es una región del cerebro que gestiona la actividad memorística. Ello contribuye a la consolidación de los recuerdos.
- ✓ Mejora la retención memorística de estudiantes universitarios. Es más beneficioso estudiar durante el día seguido de una siesta que pasarse toda la noche de la víspera en blanco estudiando para el examen.

✓ La siesta parece ser particularmente necesaria para los que son conductores habituales en su profesión. Se ha demostrado que dormir la siesta y tener un cerebro «refrescado» reduce la tasa de accidentes de tráfico y los accidentes laborales.

✓ Mejora la estabilidad emocional, el control de las emociones y la percepción de sí mismo.

✓ Reduce la fatiga mental.

✓ Evita la somnolencia vespertina.

✓ Reduce la presión homeostática del cuerpo durante el día, es decir, la acumulación de cansancio corporal.

✓ Los efectos beneficiosos para la memoria parecen ser exclusivos de personas que son siesteras habituales, mientras que no parece haber efectos de mejora en aquellos que no tienen el hábito de la siesta.

✓ Potencia los beneficios del ejercicio físico.*

* En un estudio científico en el que se hacían 40 minutos de ejercicio físico moderado, seguido de un ejercicio memorístico de 45 minutos y de una siesta de 60 minutos, se demostró que la combinación de la actividad física seguida de la siesta era más eficaz para la mejora cognitiva y memorística.

Por otra parte, algunas investigaciones han indicado que no siempre la siesta puede ser beneficiosa. En particular, cuando se practica la siesta de duración excesiva se pueden generar efectos adversos. Estos inconvenientes se pueden manifestar en particular en personas que ya presentan otras patologías, en las que el exceso de siesta podría ser contraproducente. Algunas de estas patologías se indican en el siguiente cuadro:

✓ Enfermedades cardiovasculares.

✓ Hipertensión.

✓ Diabetes.

✓ Depresión.

✓ Deterioro cognitivo.

✓ Osteoporosis.

✓ Empeoramiento en personas con limitaciones funcionales.
✓ Insomnio.
✓ Somnolencia frecuente.
✓ Inflamación.

Entonces... ¿siesta sí o no?

Los estudios coinciden en que en personas jóvenes y sanas la siesta del mediodía es beneficiosa para la parte memorística, somática, emocional y del aprendizaje.

En cambio, en las personas de la tercera edad aquejadas de patologías, dormir la siesta en exceso podría ser perjudicial, mientras que la siesta moderada sería beneficiosa.

Para que la siesta sea un éxito, no se deberían experimentar secuelas como adormecimiento o aturdimiento mientras que se debería mejorar la sensación de vigilia y la capacidad de atención y retención.

Si no eres siestero o siestera habitual, no es necesario esforzarse en implantar esta práctica.

84

Higiene de la siesta

La mayoría de los siesteros habituales tienen ya pautas personalizadas que funcionan perfectamente a la hora de echar la cabezada vespertina. Para aquellos que quieran iniciarse en esta práctica saludable, aquí se indican algunos parámetros que hay que tener en cuenta:

- Dormir entre la una y las cuatro de la tarde, de preferencia después de comer. Las siestas muy tardías pueden dificultar que se concilie el sueño por la noche.
- Colocar una alarma para evitar que la siesta sea excesivamente prolongada y caer en «la inercia del sueño».
- Generar un ambiente adecuado para el sueño: atenuar las luces, regular la temperatura, reducir la contaminación por ruidos en la medida de lo posible, elegir aromas relajantes, ponerse ropa cómoda, elegir un sitio confortable y hacer unas cuantas inspiraciones y expiraciones profundas para contribuir a la relajación.

La siesta de los cosmonautas

Aunque son escasos los estudios de cómo afectan al cerebro los viajes espaciales, se sabe que la microgravedad y las radiaciones cósmicas generan en los cosmonautas aturdimiento, visión borrosa, merma cognitiva transitoria, peores reflejos y movilidad y trastornos del ánimo. En contrapartida, se propone dormir siestas de entre 20 y 30 minutos que mejoran la atención y el rendimiento cognitivo en aproximadamente el 50 % de los casos.

2

Dormir con el enemigo

> Dormir es la criatura más inocente que existe y un hombre sin dormir el más culpable.
>
> FRANZ KAFKA

$\mathcal{D}$ormir es un acto reflejo natural que no requiere esfuerzo. Sin embargo, quienes conocen los trastornos del sueño tanto de primera mano por padecerlo como los terapeutas por tratarlo saben bien que es uno de los trastornos que más desequilibrios genera de manera universal. Para colmo, esforzarse por dormir mejor puede generar paradójicamente que el sueño reparador parezca inalcanzable. Siempre se dice que «las personas prefieren dormir bien a tener más dinero».

En este capítulo te familiarizarás con las diversas formas de dormir y los problemas más frecuentes al perder el sueño. Acercarnos a las variedades de formas de dormir nos puede ayudar a conciliarnos con esta maravillosa actividad natural diaria a la que dedicamos una gran parte de nuestra vida.

Todos hemos experimentado alguna vez la experiencia de pasar una mala noche en la que no se consigue descansar adecuadamente. Es un fenómeno muy frecuente. Se calcula que, una vez pasada la infancia, 7 de cada 10 adultos podrán experimentar problemas que afecten al descanso nocturno a lo largo de la vida. Los trastornos del sueño ocasionales son temporales y se resuelven por sí solos. Sin embargo, 1 de cada 10 personas sufre trastornos del sueño durante veinte o treinta años antes de decidirse a buscar ayuda. Las buenas noticias son que existen métodos (no solo farmacológicos) que pueden aliviar los problemas persistentes al dormir.

Recuerda este mensaje importante:

Una mala noche no debe cambiar el día

Si no se ha dormido bien una noche por alguna razón, no es necesario solucionarlo haciendo cosas inusuales. No hay por qué levantarse más tarde a posta ni hay que apresurarse por ir a la cama antes. No hay que cambiar las rutinas ni hacer de la mala noche el centro de tu día.

¿Cuánto tiempo se puede estar sin dormir?

Un adulto promedio duerme unas 8 horas por noche, lo cual es un 20 % menos de lo que se dormía hace algunas décadas. Es difícil determinar cuánto se puede aguantar sin dormir. Con dormir pasa como con respirar: no se puede impedir voluntariamente dormir como no se puede dejar de respirar. Para permanecer despierto a partir de un cierto tiempo se requieren impedimentos forzados.

Las secuelas por la falta de sueño variarán en función de si la persona se ve forzada a no dormir en absoluto durante varios días, frente a la persona que reduce voluntariamente el sueño a un máximo de 4 o 5 horas por noche.

Noches en blanco seguidas

Las secuelas de impedir el sueño varían en función del tiempo que haya transcurrido sin cerrar el ojo.

28 horas seguidas sin dormir: hace más de veinte años se publicó un estudio en la revista científica *Nature* en la que se demostraba que estar 28 horas sin dormir (desde las ocho de la mañana hasta las doce del día siguiente) reducía la capacidad intelectual para resolver algunas tareas cognitivas de manera similar a cuando se alcanza una concentración de alcohol en sangre de 0,1 %. Es decir, estar 28 horas sin dormir sería parar el cerebro el equivalente a dar positivo en el test de alcoholemia. Estarías «legalmente borracho» sin haber probado una gota de alcohol. También se ha demostrado que incrementa la irritabilidad, el aturdimiento, la baja concentración intelectual, altera la percepción, se tienen lagunas de memoria, se toman peores decisiones, se reduce la visión y el oído e incluso aumenta la tensión muscular.

36 horas seguidas sin dormir: si se prolonga el tiempo de vigilia a 36 horas, se observa que empiezan a estar afectadas algunas funciones metabólicas, aumenta el apetito y se alteran tanto la temperatura corporal como algunas funciones hormonales. Por añadidura se empeora el humor, el ánimo, se toman decisiones alocadas, por lo que aumenta el riesgo de accidentes, disminuye la atención, se es más intransigente, se reduce la capacidad de comunicación e incluso cambia el tono de voz.

48 horas seguidas sin dormir: la mayoría de las personas tienen dificultades para permanecer despiertos más de 48 horas. Se empiezan a experimentar microsueños ligeros de duración corta, en los que la persona se siente aturdida y desorientada. Por otra parte, el sistema inmune se ve afectado. Se tiene tendencia a la inflamación generalizada y aumenta la vulnerabilidad a las infecciones.

72 horas seguidas sin dormir: más allá de las 72 horas de privación del sueño, la mayoría de las personas no pueden permanecer despiertas por sí solas. En este estado se hace realmente difícil pensar, recordar detalles o prestar atención, incluso en actividades sencillas de ejecución. Se tiene tendencia a la paranoia, la psicosis, la irritabilidad, la ansiedad y el ánimo bajo. La ansiedad es particularmente predominante en mujeres, a menudo con percepciones de amenazas inexistentes.

Varios días seguidos sin dormir: si se permanece varios días sin dormir, se altera la percepción. Se pueden experimentar alucinaciones (como por ejemplo, ver cosas que no existen) e ilusiones ópticas (por ejemplo, ver un perro cuando en realidad es una silla).

> ## ¿Por qué las mujeres que no duermen bien sufren más cuadros ansiosos que los hombres?
>
> Algunas investigaciones sugieren que la morfología estructural del cerebro, con ligeras diferencias entre sexos, podría ser uno de los parámetros de la mayor incidencia de ansiedad en mujeres con falta de sueño.

¡El récord registrado de permanencia sin dormir fue de unas 264 horas, el equivalente a unos once días! Aunque no se tiene registrado el grado de afección del organismo en esos momentos.

Después de haber pasado alguna noche en blanco no se puede esperar dormir «normal». Según el tiempo que hayamos transcurrido despiertos se van a priorizar las fases del sueño NoREM frente a REM. Si una persona pasa alguna noche sin dormir, la siguiente vez que duerma se priorizará el sueño NoREM más reparador, prolongado y profundo. A partir de la segunda noche de recuperación empezará el sueño REM de rebote hasta llegar al equilibrio de las fases a medida que transcurran los días.

Los que nunca duermen

Benjamin Franklin (político, inventor, científico) acuñó la frase: «El que pronto se acuesta y pronto se levanta es hombre saludable, rico y sabio». Él mismo dormía 4 horas por noche. Junto a Franklin, conocemos la historia de personas exitosas con mentes brillantes que manifestaban ser durmientes cortos. Thomas Edison y Leonardo da Vinci también consideraban que dormir era una pérdida de tiempo. Edison, de hecho, optaba simplemente por siestas energéticas cada 4 horas. Wolfang Amadeus Mozart reducía el sueño nocturno a 5 horas para luego seguir componiendo. Voltaire hacía algo similar, aunque el precio que pagaba era tomarse un sinfín de cafés diarios.

Entre los mandatarios ha habido casos también muy significativos, como el de la primera ministra inglesa Margaret Thatcher que se mantuvo con 4 horas de sueño por noche durante su mandato, aunque posteriormente desarrolló la enfermedad de Alzheimer. Por su parte, Donald Trump afirmaba dormir deliberadamente 3 horas por la noche para tener ventaja frente a sus competidores. Barak Obama dormía algo más (entre 5 y 6 horas por noche).

En el extremo opuesto, están los durmientes largos. Tal fue el caso de Winston Churchill, para el cual las siestas de aproximadamente 2 horas eran sagradas. Incluso llegó a tener una cama en el Parlamento. Asimismo, Albert Einstein era bastante dormilón y su necesidad de dormir se prolongaba hasta 10 horas.

Es cierto que hay demostraciones científicas que indican que algunas mutaciones en genes específicos (como el gen hDEC2) permiten a los sujetos agraciados efectuar el proceso de limpieza cerebral en menos tiempo. Consiguen así sueños más eficientes para reestablecer el organismo y les basta con sueños de pocas horas. También se ha identificado el gen que regula el sueño, denominado FABP7: cuanto más activo esté este gen, más somnolencia se produce.

En la mayoría de los casos las personas se autoinducen sueños cortos por exceso de carga laboral, responsabilidades adquiridas, horarios nocturnos, o incluso por arrogancia. No obstante, acortar la duración de la noche no es sinónimo de eficacia a largo plazo.

> ### Si has pasado mala noche...
> ### serás un testigo ocular engañoso
>
> Se ha demostrado que, si se duerme menos de 5 horas por noche durante algunos días, se generan recuerdos falsos y una merma de la atención, de hasta un tercio de los valores normales.
>
> No te fíes de tu memoria para recordar los acontecimientos del pasado reciente de manera fidedigna si has pasado previamente malas noches.

La falta de sueño

Mal de muchos ...

La cantidad de sueño necesaria para sentirse bien y funcionar diariamente depende de cada individuo y varía con la edad, el género y el contexto medioambiental. Con todo ello, cuando no se consigue dormir lo suficiente todos sienten las consecuencias. La sensación de no haber dormido bien es relativa, ya que no todos los días sentimos un descanso similar a pesar de haber permanecido acostados el mismo número de horas. A todos nos ha pasado alguna vez el habernos levantado de la cama con la sensación de no haber descansado o, peor aún, oír el insistente despertador con la sensación de que nos faltan varias horas para poder afrontar el largo día. Para rematar la desazón, los demás del entorno aparentan estar en plena forma, listos para afrontar un nuevo día. Nos preguntamos: «¿Seré yo el único que tiene falta de sueño?».

Como dice el refrán: «Mal de muchos, consuelo de tontos». A nivel mundial, la prevalencia de trastornos de sueño es del 46 al 50 %. Según la Organización Mundial de la Salud, el 40 % de la población mundial duerme mal. En Europa, según la Encuesta de Salud, Envejecimiento y Jubilación en Europa (SHARE), Polonia es uno de los países de Europa con mayor falta de sueño en la población adulta (el 31 % de la población). España se sitúa en la media europea (el 24 % de la población), mientras que países como Italia o Dinamarca indican que la falta de sueño en la etapa adulta es de aproximadamente el 16,6 %.

91

¿Por qué los españoles son malos durmientes?

Las costumbres españolas de desayunar poco o nada, cenar y acostarse tarde no son compatibles con levantarse igual de temprano que el resto de europeos. En consecuencia, se calcula que los españoles duermen de media entre unos 30 y 40 minutos menos que el promedio europeo.

En el siguiente mapa puedes ver los países con mayor incidencia de trastornos del sueño en Europa. Las caritas más grandes corresponden a países con mayor incidencia. De paso se hace un pequeño repaso de geografía. Los datos están sujetos a cambios según los años y los parámetros de referencia.

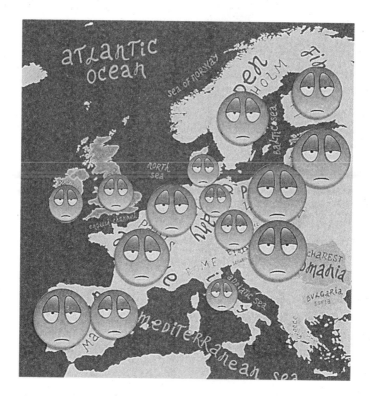

En América Latina hay países como Argentina con una prevalencia elevada de problemas del sueño (el 40 %), un poco por encima de Estados Unidos, que registra dificultades para dormir en la población adulta del 35 %.

Las encuestas de los diferentes países coinciden en que, de promedio, los adultos casados duermen mejor que los viudos o divorciados, las mujeres son más propensas a dormir peor que los hombres y las personas jubiladas duermen mejor que las que están en actividad laboral o desempleadas. Por otra parte, tener sobrepeso u obesidad, dolores crónicos, ansiedad o depresión aumenta la dificultad para dormir.

En esta tabla se resumen estas estadísticas promedio.

Suelen dormir mejor...	Hombres	Casados	Actividad laboral	Con normopeso	Sin dolores o problemas emocionales	Sin personas a su cargo
Suelen dormir peor...	Mujeres	Divorciadas, viudas	Desempleadas Personas con bajo nivel socioeconómico	Con sobrepeso, obesidad, diabetes	Con dolores, ansiedad, estrés o depresión	Profesionales de la salud y cuidadores

> ### Ansiedad y depresión: enemigos del buen dormir
>
> En particular, la ansiedad suele provocar dificultades para conciliar el sueño, mientras que una vez que se consigue dormir, el sueño suele prolongarse más tiempo del promedio. Por su parte la depresión no diagnosticada suele estar muy unida al insomnio.

Factores que alteran el buen dormir

La falta de sueño viene comúnmente desencadenada por el propio contexto personal que obliga a acostarse tarde y poner el despertador temprano para poder atender las obligaciones. Curiosamente, muchas de las causas del escaso descanso vienen derivadas del propio libre albedrío de la persona que decide seguir trabajando hasta tarde, consumir cafeína y estimulantes en exceso y obligarse a despertar con alarmas por la mañana.

> ### Dormir «con una oreja levantada»
>
> Suele ser muy común que al cambiar de lugar para dormir (por ejemplo, cuando estamos en un hotel) se tenga más tendencia a dormir peor, al menos la primera noche de estancia. Es como si nuestro cerebro se durmiera solamente en una mitad, manteniendo un estado de semialerta. Sería algo parecido a lo que hacen los delfines, los patos, los cocodrilos, las ballenas y otros muchos animales que duermen manteniendo medio cerebro despierto con un ojo abierto para evitar estar desprevenidos frente a un posible ataque de los depredadores. En ese caso, es mejor no luchar por dormir dando vueltas en la cama; es más aconsejable levantarse de la cama y volver a acostarse cuando se sienta somnolencia.

De acuerdo a las estadísticas, estas son las causas más comunes no patológicas que dificultan el sueño nocturno:

✓ Mala higiene del sueño. Por ejemplo, irse a la cama tarde, estar trabajando en el dormitorio antes de dormir o permanecer pendiente de los dispositivos electrónicos durante la noche.

✓ Desajuste de los ritmos circadianos. Por ejemplo, tener un desfase del sueño, *jet lag*, frecuente cuando se viaja a zonas del mundo con diferentes husos horarios o con horarios de trabajo nocturnos.

✓ Desvelarse por la noche por ruidos, luces, etcétera, y dejarse invadir por la «rumia» cerebral.

✓ Necesidad de ir al baño (al menos en el 54 % de los casos).

✓ En las mujeres en particular, los cambios en los ciclos hormonales y durante el embarazo.

✓ Tener dolores (por artrosis o artritis, dolores de espalda, dolores en los pies en los diabéticos, etcétera).

✓ El estado de ánimo adverso (depresión, estrés y ansiedad).

✓ Desajustes emocionales (por ejemplo, al afrontar una separación afectiva).

✓ Respirar mal por la noche.

✓ El consumo de algunos medicamentos, como aquellos para la próstata, las enfermedades del corazón, el hipotiroidismo, el asma y los problemas respiratorios, los corticosteroides, algunos antidepresivos y los diuréticos. Además, estos últimos aumentan las ganas de ir al baño por la noche.

✓ Cenas copiosas y tardías.

✓ Si eres insomne, el problema es más complejo con diversos parámetros en juego, como se comenta en el apartado «La pesadilla del insomnio crónico».

En los más jóvenes también influyen en la falta de sueño:

✓ Los cambios hormonales en la pubertad.

✓ Tener vegetaciones o las anginas muy grandes, lo que genera dificultades para respirar.

✓ Algunos problemas de índole neuronal como el trastorno de déficit de atención e hiperactividad o el autismo.

✓ Exceso de tareas escolares en casa.

✓ Exceso de actividades extracurriculares.

✓ Consumo de cafeína y bebidas energéticas.
✓ Horarios tempranos de la actividad escolar.
✓ El uso excesivo de los dispositivos electrónicos.

En la cama es mejor leer libros en papel

Los dispositivos electrónicos pueden cambiar el ciclo circadiano día-noche. Además, irradian una luz azul que incide en los ojos y reducen la somnolencia. Si te gusta leer en la cama, utiliza un libro en papel frente a un dispositivo electrónico. Te ayudará a conciliar antes el sueño.

Las noches cortas acortan la vida

Conseguir el óptimo descanso nocturno es una necesidad diaria de la que dependen la capacidad de reparar los tejidos del cuerpo, refrescar el cerebro, afianzar el aprendizaje, regular el metabolismo, reforzar el sistema inmune, mejorar la coordinación de los músculos y otros muchos factores fisiológicos esenciales para la salud. A menudo se pasan por alto las señales de los problemas del sueño o no se dedica el tiempo suficiente a dormir de forma adecuada, lo cual puede acarrear problemas de salud subyacentes.

Las estadísticas indican que tan solo dormir **1 hora menos** de lo necesario al día puede generar algunos efectos que se manifiestan comúnmente por:

✓ Dar cabezadas durante el día cuando se están efectuando tareas estáticas como leer un libro o ver la televisión.
✓ Cambios de humor, con tendencia al desánimo y la irritabilidad.
✓ Mayores distracciones y olvidos.
✓ Dificultad para concentrarse.
✓ Mayor apetito y ganancia de peso.
✓ Peor rendimiento escolar y profesional.
✓ Menor capacidad de atención.
✓ Peor capacidad para comunicar oralmente.

> ## Los cambios de hora
> ## y el riesgo de ataques al corazón
>
> En un estudio global efectuado con 1.600 millones de personas en 60 países, se comprobó que el cambio de hora en primavera, con una hora menos de sueño esa noche, aumentaba los infartos al día siguiente en un 24%. En contrapartida, el cambio de hora del otoño, ganando una hora de sueño, reducía los infartos al día siguiente en un 21%. Esto no significa que cambiar del horario de verano al de invierno vaya a generar un infarto, sino que aumenta la incidencia en aquellas personas que ya eran propensas por su idiosincrasia propia.

Se puede sobrevivir durmiendo un mínimo de horas. No obstante, para el «común de los mortales» dormir menos de 5 horas al día podría acarrear a largo plazo problemas patológicos de índole diversa.

Este esquema general puede ser de utilidad para entender mejor los desencadenantes iniciales en el organismo por la privación del sueño, que pueden generar un «efecto mariposa» que desemboque en afecciones en el organismo.

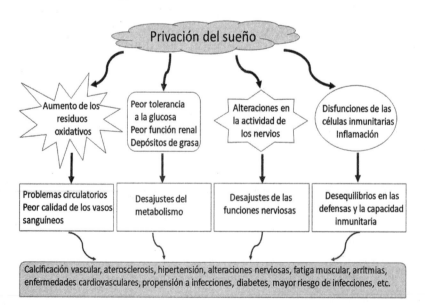

Como habrás deducido, la privación voluntaria del sueño de manera continuada contribuye a desencadenar anomalías que pueden derivar en enfermedades. Las observaciones experimentales concluyen que hay afecciones que se correlacionan con dormir poco. Ello no quiere decir que porque una persona tenga una mala racha de noches cortas va a morir súbitamente. o a padecer otras enfermedades sistemáticamente. Tan solo aumenta el riesgo a ser más vulnerable a problemas de salud secundarios a diversos niveles, según otros factores que también hay que considerar como son el estilo de vida, la alimentación, la genética, el contexto medioambiental, etcétera. Sería el equivalente a leer el prospecto de «posibles efectos secundarios adversos» de un fármaco. Leer estos efectos no es sinónimo de padecerlos al tomarse el fármaco.

En esta tabla se resumen gran parte de los efectos secundarios de la falta de sueño que se han constatado científicamente. Los efectos y el grado de afección varían mucho según las personas. Conviene discernir entre dormir poco (muchas veces por voluntad propia) y tener insomnio (que parece irremediable para la persona a pesar de poner la mejor voluntad). Complementariamente, las posibles afecciones correlacionadas con el insomnio crónico (o comorbilidades) se comentan en el apartado «La pesadilla del insomnio crónico».

Afección	Comentarios
Agilidad mental	Se requiere más esfuerzo para completar una tarea, peores reflejos y coordinación. Mayor tendencia a correr riesgos. Aumentan los accidentes laborales.
Apetito y peso	Se desregula el apetito y se promueve la ganancia de peso corporal anormal.
Cabello	Se fomenta la caída del cabello.
Cáncer	La Organización Mundial de la Salud considera que la privación de sueño es carcinogénica. El exceso de luz eléctrica reduce la producción de melatonina que puede agudizar la actividad tumoral.
Cefaleas	Algunas cefaleas aparecen durante el sueño (cefaleas hípnicas), lo que impide dormir bien. Por su parte, la cefalea matinal está presente en un 20% de los pacientes con apnea del sueño. También puede aparecer en la hipertensión arterial, la depresión, la enfermedad pulmonar obstructiva crónica (EPOC) o la ingesta elevada de alcohol.

(Continúa.)

Afección	Comentarios
Crecimiento	Genera una disminución de las hormonas del crecimiento que en niños en particular reduce el crecimiento.
Demencia senil	Las personas que en la etapa de los 50-70 años duermen menos de cinco horas por noche aumentan el riesgo de demencia senil en edades avanzadas en un 30%.
Dolor	El umbral del dolor baja, por lo que se es más sensible a los dolores. Aumenta la necesidad de tomar analgésicos.
Eficacia cognitiva, capacidad de aprendizaje	Merma en la eficacia de la planificación, la creatividad, las ideas geniales. Decae en un 20-40% la habilidad para aprender y adquirir nueva información.
Fatiga crónica	Aumenta en un 12-15%.
Emociones	Mayor tendencia a la negatividad y el pesimismo.
Enfermedades cardiovasculares	Se duplica el riesgo de bloqueo de las arterias coronarias del corazón, en particular en las mujeres.
Genes	Se observan unos 500 genes afectados. En particular, los genes asociados con el sistema inmune se vuelven menos activos. Por el contrario, se nota un incremento en la actividad de los genes asociados con la diabetes y el riesgo de cáncer.
Hipertensión	Aumenta la presión arterial.
Hormonas	Mayor tendencia a experimentar desajustes hormonales.
Humor	Mayor riesgo de irritabilidad, menos optimismo y peor autoestima. Mayor tendencia a la agresividad y la impulsividad.
Lesiones	Aumenta el riesgo de lesión en un 200%.
Músculos	El rendimiento muscular decae en un 10-30%.
Piel	Mayor tendencia a la sequedad y menor capacidad de regeneración. La piel se regenera en las fases profundas del sueño.
Pseudodiabetes	Se desregulan los niveles de azúcar en sangre, generando lo que sería el inicio de un cuadro diabético.
Pulmones	Se reduce la ventilación óptima y se fomenta la obstrucción de las vías respiratorias.

(Continúa.)

Afección	Comentarios
Reflejos	Merman los reflejos. Los músculos son muy sensibles a la fatiga acumulada durante el día: cuanto más tiempo despierto, menor capacidad de reacción refleja.
Rendimiento deportivo	Aumenta la acumulación de ácido láctico que fatiga al músculo y se reduce la saturación de oxígeno.
Riesgo de resfriado	La infección por los típicos virus del catarro y la gripe aumenta tres veces.
Riesgo de infarto de corazón	Entre otros factores, la ruptura de los ciclos naturales del sueño aumenta el riesgo de depósitos grasos en arterias. Aumenta el riesgo de infarto en un 15%.
Riñón	Aumenta el riesgo de enfermedades renales crónicas.
Sentidos: agudeza visual	La percepción visual se reduce significativamente, sobre todo en el hemisferio derecho, que regula la parte izquierda de la visión.
Sentidos: audición	Se reduce la capacidad de discernir sonidos y la comprensión en un 28%.
Sentidos: gusto	Mayor sensibilidad para el ácido, pero no para el dulce o salado.
Sentidos: olfato	Se efectúan peor los tests para discernir olores.
Sentidos: tacto	El umbral de sensaciones para la temperatura baja, por lo que se es más sensible al calor y al frío.
Sistema inmune debilitado	Aumenta el riesgo de inflamación, se ralentiza el proceso de recuperación de infecciones.
Trastornos neurológicos del ánimo	Aumento de la depresión, ansiedad e ideación de suicidio. El ánimo decae en un 20-40%.
Esperanza de vida en general	Se reduce la esperanza de vida en aproximadamente un 20-35%.

99

El Banco de sueño en el deporte

Los deportistas de élite viven con subidas constantes de las hormonas de estrés (adrenalina, noradrenalina y cortisol). La práctica continuada del ejercicio físico, los viajes frecuentes a lugares geográficos con distintos horarios, afrontar las derrotas y las victorias, las negociaciones de sus contratos, los miedos a lesiones y otras muchas cosas forman un cóctel explosivo incompatible en muchas ocasiones con dormir bien. La baja calidad del sueño aumenta el riesgo de lesiones, la fatiga muscular y psíquica y puede generar un círculo vicioso de estrés y ansiedad.

Existen efectos negativos evidentes derivados de la falta de sueño en el rendimiento deportivo. Se ven afectados el tiempo de reacción, la precisión, el vigor, la fuerza y la resistencia. También afecta a las funciones cognitivas a la hora de tomar decisiones y establecer las prioridades.

Por el contrario, la duración del sueño puede tener efectos muy positivos en el tiempo de reacción, el humor, la capacidad de superación, las marcas en corredores de corta distancia, la precisión en el tenis, las marcas en natación, la eficiencia de la patada en el fútbol, la fuerza al golpear y en el lanzamiento.

Cada vez cobra más importancia la higiene del sueño para el rendimiento deportivo óptimo. Incluso cuando el deportista no pasa una buena noche se puede recuperar al día siguiente con la siesta diurna adecuada. A veces se hace complicado dormir bien si se viaja con frecuencia por el efecto del *jet lag*.

En épocas recientes, se ha desarrollado una nueva técnica para recuperar mejor el sueño en los deportistas de élite. Se denomina «Sueño bancario o Banco de sueño».

El concepto de Banco de sueño se basa en hacer una noche durmiendo extensamente seguida por otra de privación del sueño. En algunos estudios piloto se ha demostrado que esta práctica mejora el rendimiento muscular. Uno de los primeros estudios efectuados se publicó en 2009. En el estudio se demostraba que las horas acumuladas durmiendo los días anteriores facilitaban y aceleraban la recuperación posterior del cuerpo durante el periodo de carencia de sueño.

Por ejemplo, se ha demostrado que seis noches durmiendo más de 9 horas seguidas de unas 34 horas sin dormir producían un mejor rendimiento y una reducción del agotamiento muscular. Los investigadores concluyen que el cuerpo debe disponer de una reserva regeneradora que se preserva para el momento en el que se produzca una carencia de sueño. Desde mi punto de vista, puede que sea un mecanismo ancestral de nuestra fisiología del largo periodo en el que fuimos nómadas y vulnerables ante los peligros nocturnos. Si pasáramos una noche sin dormir y nos agotáramos físicamente, tendríamos más dificultades posteriormente para huir y defendernos de los potenciales peligros.

Para cada deportista, su horario individualizado

El británico Nick Littlehales, un conocido entrenador del sueño de los deportistas de élite como futbolistas, ciclistas y muchos deportistas olímpicos, afirma que «los jugadores deben entender sus procesos naturales y mentales para maximizar la calidad y consistencia del sueño». Considera que suele ser mucho más eficaz evitar despertar al deportista —la interrupción en las fases del sueño—, ya que suele generar una menor sensación de descanso. Es partidario del sueño a la carta según el perfil del deportista, respetando el mínimo de 8 horas, en las que se incluyen siestas de unos 30 minutos.

Carencia de sueño en la adolescencia

El cuerpo y el cerebro adolescentes difieren mucho del de la infancia y el adulto. El reloj biológico interno de vigilia-sueño cambia en este momento de la vida. Es como si se retrasara la acumulación de fatiga física, mental y metabólica con respecto a las etapas de la pre y posadolescencia. Por añadidura, la melatonina inductora del sueño también reduce sus niveles y retrasa sus ciclos de producción máxima. De esta manera, muchos adolescentes son del tipo búho, tienen un desfase en los ciclos circadianos que les impide dormir cuando toca y a cambio les cuesta horrores despertarse temprano para ir a clase.

Es un hecho constatado: los adolescentes ya no duermen como hace unas décadas. El avance de las nuevas tecnologías y las nuevas formas de comunicar, sumado a la carga académica y las actividades extraescolares, el abuso de los dispositivos electrónicos, el consumo elevado de cafeína y otros estimulantes y los horarios escolares tempranos han tenido un impacto significativo en el estilo de vida de este rango de edad. La causa principal es la propia privación voluntaria de dormir, acompañada de una mala higiene del sueño y un desfase natural de los ciclos circadianos que tienen lugar en la adolescencia.

Aunque las recomendaciones de los especialistas mantienen que para la salud adecuada en esta etapa de la vida se necesita dormir entre 8 y 10 horas al día, las cifras actuales indican que entre el 60 y 70 %

de los estudiantes adolescentes apenas alcanzan a dormir 8 horas al día en plena actividad escolar. En consecuencia, se calcula que la prevalencia de trastornos del sueño en adolescentes ronda entre el 10 y 20 %, siendo más frecuente en chicas que en chicos, en la pubertad. En el caso de las chicas influyen los cambios en los ciclos de las hormonas sexuales femeninas. No es trivial que un número creciente de adolescentes se quejen de problemas para dormir. Lo más frecuente es el insomnio denominado psicofisiológico, que se caracteriza por la incapacidad de conciliar el sueño por la invasión de pensamientos ansiosos y estresantes en la cama.

Las consecuencias del mal dormir en los adolescentes no difieren mucho de los efectos observados en el adulto, aunque dependen de muchos parámetros que hay que tener en cuenta.

Secuelas frecuentes de la falta de sueño en la adolescencia
✓ Falta de atención, retraso en la resolución de problemas y bajo rendimiento académico.
✓ Trastornos del ánimo, mayor tendencia a la depresión y a los pensamientos suicidas.
✓ Mayor tendencia a engordar, aumento del riesgo de obesidad y desequilibrios del metabolismo y cardiovasculares.
✓ Desorden en las comidas (horarios desorganizados, cambios en la conducta alimentaria, trastornos del apetito).
✓ Mayor vulnerabilidad al consumo de alcohol, bebidas estimulantes y estupefacientes.
✓ Aumento del riesgo de accidentes de tráfico y de lesiones deportivas.

En respuesta a estos problemas hay un número de propuestas prometedoras para paliar estos efectos adversos. Los programas para mejorar el sueño incluyen una educación sobre la higiene del sueño tanto para los adolescentes como para las familias, y la colaboración de los centros de estudio. En este sentido, algunos centros escolares proponen establecer horarios más flexibles durante la adolescencia para mejorar la actividad escolar. Se propone que el alumnado adolescente elija el horario de la actividad escolar según su reloj biológico interno, consiguiendo así mejores resultados en el rendimiento académico. Esta propuesta es muy ambiciosa, ya que requiere cambios logísticos y sociales importantes que incluyan modificaciones en los horarios de actividades extraescolares. Las políticas sociales en este sentido tendrían todo un desafío que abordar.

Alternativamente, algunos expertos sugieren el tratamiento con melatonina en los adolescentes para modificar los patrones de secreción máxima y adelantar las ganas de dormir. Se propone adelantar en una hora el pico máximo de melatonina nocturno, administrando unos 0,5-1 miligramos de melatonina 4 horas antes de irse a la cama. Esta pauta tiene que venir acompañada con un orden en los horarios de sueño-vigilia muy constantes, en el que el adolescente se vaya a la cama y se levante por la mañana en horas fijas a lo largo de la semana.

Para el tratamiento del insomnio en esta etapa se utiliza con frecuencia la terapia cognitivo-conductual. Esta terapia se ha investigado durante una década sobre todo en adultos, por lo que los datos en adolescentes son menos conocidos. En algunos ensayos se han efectuado sesiones de seis semanas en las cuales los participantes adolescentes recibían simultáneamente lecciones sobre higiene del sueño, estrategias con restricción del sueño, gestión de los estímulos externos que impiden dormir (ruidos, luces, dispositivos en el dormitorio, etcétera), psicoeducación y técnicas de relajación. Los resultados eran prometedores y se observaba mejoría en la eficiencia del sueño, menos desvelos, menor tiempo para conciliar el sueño y, en definitiva, un sueño más reparador.

La estrategia se basaba en cinco puntos principales que se indican a continuación:

103

Cinco aspectos de la terapia cognitivo-conductual en adolescentes
Terapia de control del estímulo: si no se concilia el sueño en 20 minutos se abandona el dormitorio hasta tener somnolencia.
Llevar un diario: dedicar 5 minutos del día a elaborar una «lista de preocupaciones» cuando se sale de la escuela.
Intención paradójica: pensar en estar tranquilamente despierto en lugar de tratar activamente de dormir para reducir la ansiedad. Es una forma de alejar la mente del hecho de esforzarse machaconamente en dormir inmediatamente y llevar la contraria intentando mantenerse despierto. Paradójicamente, se concilia el sueño enseguida.
Relajación progresiva: trabajar en la cama con la respiración profunda para reducir tensión y progresivamente relajar la musculatura del cuerpo desde las piernas hacia arriba.
Restricción del tiempo durmiendo: limitar artificialmente el tiempo durmiendo para paulatinamente mejorar la conciliación del sueño con el horario.

En el capítulo 3 sobre «Pautas para dormir mejor» puedes acceder a la terapia cognitivo-conductual más pormenorizada.

Formas de dormir «a la carta»

Los dormilones no tienen la menor idea de cómo lo hacen. Nunca han aprendido. Duermen de la misma manera en la que respiran. Simplemente siguen sus ritmos biológicos sin pensar. Por el contrario, los insomnes caminan en la cuerda floja del sueño, tratando de navegar entre dormido y despierto y vulnerables al tambaleo inminente. Estas personas son susceptibles en la cama porque se convierten en funambulistas del sueño y hacen del dormir su amo y señor.

Entre ambos grupos existen otros intermedios en los que frecuentemente dormir lo suficiente no se suele priorizar. En la etapa más febril de la vida laboral activa, estas personas sacrifican horas de descanso para ocuparse de cosas más urgentes. Además, con la edad y según el contexto socioambiental, se experimentan cambios en la forma de dormir que requieren adaptación.

Si nuestro cerebro pudiera comunicarlo abiertamente, seguramente nos rogaría que pusiéramos más atención a preservar no solo la cantidad, sino también la calidad del sueño.

¿Tienes trastorno del sueño o sobrecarga laboral?

En una ocasión, un amigo periodista de gran responsabilidad mediática me comentó que tenía muy mal dormir. Decía que hasta entrada la madrugada no se podía dormir, y que le costaba un triunfo despertarse temprano.

—¿Qué haces hasta las dos de la mañana? —le pregunté.

—Trabajar sobre los titulares del día siguiente —me contestó.

—¿Y te despiertas con el despertador?

—¡Sí, claro! Si no, no me levanto —me contestó.

Me encogí de hombros y le respondí:

—Querido, tu problema para dormir se llama sobrecarga de trabajo periodístico más que insomnio.

Cuando en un determinado momento algo tan natural como dormir se convierte en un problema conviene ocuparse y aceptarlo. Analizar las razones por las cuales no conseguimos dormir óptimamente contribuye a que no se convierta en una lacra que merme la calidad de vida. No olvides que «el insomnio empieza por la mañana». La acumulación de malas pautas físicas, psíquicas y emocionales puede desembocar en una mala calidad del sueño nocturno.

Conviene distinguir entre pasar una mala noche y tener afecciones del sueño. Identificar cuál puede ser el problema en cada caso, para poder tratarlo adecuadamente, es el primer paso hacia la mejoría y para tomar las riendas de nuestro propio descanso nocturno.

Los diferentes trastornos del sueño se clasificaron por expertos de varias sociedades, entidades y centros de investigación en los años ochenta, lo que permitió clasificar y abordar más eficazmente las posibles terapias según el caso. Se llegaron a clasificar más de una decena de tipos diferentes de insomnio y trastornos del sueño.

Actualmente la clasificación se ha simplificado, si bien los expertos coinciden en que **no se puede calificar como insomnio aquello que no afecta a la actividad diurna**.

A continuación se ilustran algunos testimonios de índole variada asociados con formas de dormir distintas:

Caso 1: me suelo despertar por la noche varias veces. Me quedo un rato desvelado y luego vuelvo a conciliar el sueño. No sé si debería preocuparme porque no es normal despertarse tanto y no dormir de un tirón.

Respuesta: contrariamente a la creencia popular, no es cierto que a medida que avanza la noche el sueño sea cada vez más profundo. Durante la noche tenemos diversas etapas del sueño, entre las cuales hay unos momentos de duermevela. Si te desvelas varias veces durante la noche y vuelves a conciliar el sueño, no es inquietante, ya que eso significa que se están cumpliendo los ciclos para tener el sueño más reparador en el menor tiempo posible.

Caso 2: llevo unos diez días durmiendo mal. Tardo en conciliar el sueño y me despierto a menudo durante la noche. Me he mudado de casa y ha aumentado mi nerviosismo.

Respuesta: el desvelo ocasional puede durar días e incluso semanas. Las causas más comunes son el estrés, la ansiedad y la depresión. Por otra parte, cambiar de lugar habitual para dormir genera durante unos días que podamos sentirnos «medio despiertos». En este caso, sería necesario analizar cuáles pueden ser las razones inductoras de este cambio en el patrón del sueño si el problema perdura más allá de dos a tres semanas.

Caso 3: yo siempre he sido como una marmota durmiendo. Sin embargo, desde la crisis de la COVID-19 empecé a tener dificultades para dormir o mantenerme dormida por lo menos tres noches por semana. Ya llevo seis meses así.

Respuesta: la descripción indica que la persona está sufriendo un insomnio que puede ser de tipo contextual. Se sabe que las crisis sociales, los desastres naturales, los ataques terroristas o las pandemias detonan insomnio a corto plazo. Sin embargo, si el problema se está haciendo recurrente, se puede expandir a insomnio crónico, el cual es mucho más difícil de tratar. Es lo que algunos expertos han denominado «coronasomnio». Es probable que la persona haya descuidado la higiene del sueño (abuso del uso de dispositivos electrónicos, cambios en las rutinas, aumento de las preocupaciones e incertidumbre, etcétera). Se recomienda en estos casos visitar a un especialista de trastornos del sueño para que el problema no se agudice.

Caso 4: yo antes dormía bien. De repente, hace unas seis semanas empecé a notar que me costaba un montón conciliar el sueño y comencé a desvelarme varias veces por las noches. Me siento aturdido y me cuesta concentrarme, algo que en mi trabajo no me puedo permitir. Estoy empezando a agobiarme, y cada vez me da más miedo irme a la cama. Esta situación es nueva para mí.

Respuesta: el insomnio de corta duración (primario) son quejas del sueño que persisten durante un periodo de tiempo de, al menos, un mes. Suele acompañarse de preocupaciones o alteraciones emocionales. Si no se trata adecuadamente, se puede convertir en insomnio crónico. Para el tratamiento se utilizan estrategias de modificación de conductas y cambios en estilos de vida. A veces se sugiere un tratamiento farmacológico, si bien se intenta reducir al mínimo para evitar la dependencia.

Caso 5: hace dos semanas me separé de mi pareja y me afectó bastante. Estoy bajo tratamiento psicológico y tomando antidepresivos. No consigo dormir bien. Me despierto muchas veces por la noche y a veces tardo una eternidad en dormir, aunque sea un par de horas. Estoy agotado física y moralmente.

Respuesta: el insomnio secundario agudo es aquel que se manifiesta repentinamente y dura entre una y tres semanas como consecuencia de un problema físico o psíquico. Suele acompañarse de preocupaciones o alteraciones emocionales. Conviene tratarlo cuanto antes para que la persona no desarrolle fobia a dormir o se convierta en insomnio crónico. La revisión de la higiene del sueño en este caso es importante. Para el tratamiento se utiliza la terapia cognitivo-conductual, las estrategias de modificación de conductas y cambios en el estilo de vida. A veces se considera el tratamiento farmacológico por un corto periodo de tiempo.

Caso 6: tengo un sueño irregular como resultado de vivir en un ambiente estresante durante mi infancia. Me lleva unas 2 horas conciliar el sueño por la noche. Por la mañana estoy tan cansado que tengo que poner hasta tres alarmas para despertarme. He probado todo tipo de terapias, desde la aromaterapia, el ejercicio, la musicoterapia e incluso privarme del sueño aposta. Nada parece funcionar.

107

Respuesta: el insomnio psicofisiológico es uno de los más comunes. A menudo empieza en la infancia, y es persistente durante al menos tres meses. Las personas se sienten frustradas porque han probado estrategias variadas para dormir sin éxito. Pueden entran en un círculo vicioso de pensamientos y conductas que conllevan a agudizar el problema en paralelo con el aumento de estrés. Por añadidura, el estrés generado por el miedo a no dormir alimenta el insomnio. En estos casos, la terapia cognitivo-conductual (reeducación del sueño) suele dar buenos resultados, como se comenta más adelante.

Caso 7: de pequeña era una niña hiperactiva. Desde que me llegó la menopausia empecé a preocuparme mucho porque notaba que cada vez dormía peor. La preocupación aumentó cuando empecé a no pegar ojo en toda la noche. Fui a una clínica del sueño y cuando me hicieron las pruebas me dijeron que tenía «insomnio paradójico» o «pseudoinsomnio». En otras palabras, parece que en realidad duermo bien pero no me percato.

Respuesta: muchas personas experimentan una percepción errónea de su forma de dormir. En muchos casos, estas personas tenían déficit de atención e hiperactividad durante la infancia. La percepción de mala calidad del sueño es más común al envejecer, ya que a los jóvenes no les suele preocupar haber pasado una noche en blanco. Cuando se estudia el caso por medios especializados en sujetos con estas quejas se registran los patrones típicos de las fases del sueño. En algunos casos el especialista decide esperar a que el insomnio paradójico revierta por sí mismo. En otros casos, se considera una señal de insomnio crónico, ya que la persona tiene las secuelas paradójicas de no haber dormido aunque lo haya hecho. Los métodos de meditación para relajar la mente suelen ser bastante eficaces.

Caso 8: me diagnosticaron apnea del sueño hace unos años, después de que mi pareja notara que no respiraba bien durante la noche. A veces estaba hasta un minuto sin respirar. Me despertaba sofocado y tenía un ronquido escandaloso. Me sentía en un estado de semiconciencia la mayor parte de la noche, mientras daba cabezadas con frecuencia durante el día.

108

Respuesta: el síndrome de apneas-hipopneas obstructivas durante el sueño es bastante común en los adultos mayores. Afecta entre al 4 y 20 % de la población, sobre todo a partir de los cincuenta años. Los ronquidos se asocian con la vibración del aire por las vías respiratorias. En la apnea del sueño el aire deja de circular momentáneamente, lo que interrumpe el flujo de oxígeno. Suelen causar dolores de cabeza e incontinencia urinaria. Se debe tratar por un especialista. Hay sistemas como aparatos que regulan la presión de oxígeno o férulas mandibulares que contribuyen a mejorar la venti-

Apneas del sueño y accidentes de tráfico

Los estudios sugieren que las personas que sufren apnea del sueño tienen el doble de riesgo de accidentes de tráfico. Entre otros, afectaría a la atención con una menor reacción de los reflejos y la musculatura.

lación. Con frecuencia se aconseja perder peso, ya que el exceso de acumulación de grasa aumenta el grosor de la lengua y contribuye a la obstrucción de las vías respiratorias. También se aconseja dormir de lado.

Caso 9: hace bastantes años que doy cabezadas profundas durante el día. A veces he suspendido exámenes porque me quedaba dormido durante la prueba. En una ocasión fui a la clínica del sueño para que midieran mis patrones del sueño. Me diagnosticaron hipersomnolencia, que es una forma de narcolepsia.

Respuesta: la narcolepsia es un trastorno durante el cual se tienen «ataques de sueño». Otros síntomas también incluyen parálisis del sueño, parálisis momentánea de los músculos estando en activo y alucinaciones. Muchos de estos efectos ocurren en respuesta a una emoción, pero normalmente los síntomas no empeoran con la edad. En estos casos, es importante el asesoramiento médico para un tratamiento específico. Es particularmente importante tener una buena rutina e higiene del sueño. Se puede tratar farmacológicamente según los casos. La gama farmacológica es amplia, desde L-carnitina o gamma-ácido hidroxibutírico (GHB), fármacos que estimulan el sistema nervioso como el modafilino o anfetaminas, antidepresivos como la fluoxetina o protriptilino o el oxibato de sodio. Debe examinarse por un especialista.

109

Identificadas las neuronas que suprimen el movimiento no deseado durante el sueño

Se han identificado en ratones un grupo de neuronas que estaría relacionado con la narcolepsia y la cataplexia. Cuando se bloqueaban los circuitos de estas neuronas los ratones se movían durante el sueño de la misma manera que ocurre cuando alguien sufre estos trastornos.

Este hallazgo podría ser interesante para su tratamiento: si se identificaran circuitos similares en el caso de los humanos, se podrían estimular para paliar el trastorno.

Asociado a la narcolepsia se encuentra la cataplexia, un trastorno neurológico que produce la pérdida súbita del tono muscular. La persona puede incluso desvanecerse o paralizarse por unos minutos, y sufrir caídas irremediables frente a emociones fuertes tanto de pánico, enfado o incluso carcajadas. Este trastorno se ha hecho más popular a través del periodista Jordi Évole, que lo padece.

Caso 10: soy sonámbula desde los siete años. También tengo pesadillas desde los diecisite años. A veces hasta hablo con otras personas dormida. Me ocurre con frecuencia, más de treinta veces por semana. Me siento destrozada. He probado a cambiar de dieta y técnicas de relajación, pero no parece que hayan funcionado.

Respuesta: las parasomnias son fenómenos que ocurren durante el transcurso del sueño. El sonambulismo es una parasomnia con una frecuencia mayor en la infancia (17 %) sobre todo a la edad de once o doce años. Las parasomnias suelen tener lugar durante las fases No-REM del sueño, y luego no se recuerda el episodio. Alternativamente, pueden presentarse en forma de pesadillas, sobre todo en las fases REM del sueño. Los tratamientos son complejos porque las causas son aún poco conocidas. En general suele ser de gran utilidad abordar potenciales problemas emocionales o de estrés crónico que la persona pueda tener. En personas mayores, las parasomnias pueden a veces ocurrir dentro de los síntomas de párkinson, por lo que sería conveniente que fueran analizadas por un especialista en neurología.

Caso 11: desde hace un tiempo tengo sensaciones anormales en las piernas que suelen empeorar durante la noche. A veces la tensión en las piernas es tan grande que tengo la necesidad de levantarme y moverme. Esa sensación tan molesta me impide conciliar el sueño.

Respuesta: el síndrome de las piernas inquietas se caracteriza por una necesidad imperiosa de mover las piernas. Suele empeorar durante la noche. Se origina por alteraciones en el transporte del hierro en la sangre (aunque la persona no tenga anemia), en particular cuando los niveles de ferritina (que transporta el hierro) están más bajos de lo normal. También puede deberse a cambios en la producción de la dopamina, que es una molécula que utilizan las neuronas para comunicarse con los músculos. En ese caso, conviene hacerse analíticas para comprobar si hubiera alguna alteración en los niveles de hierro o en las proteínas que lo transportan.

Otros casos de trastornos del sueño incluyen la **somnilo-quía** (hablar durmiendo), la **enuresis** (mojar la cama durmiendo), los **terrores nocturnos**, la **sexsomnia** (tener sexo durmiendo) y el **bruxismo nocturno** (rechinar los dientes y apretar la mandíbula durmiendo).

La **somniloquía** es una forma de parasomnia en la que la persona habla divagando mientras duerme. Es más frecuente durante la infancia y suele desaparecer con la llegada de la pubertad. En algunos casos se sigue manifestando en la etapa adulta. Tal fue el caso conocido del cantautor estadounidense Dion McGregor. Los compañeros de piso llegaron a grabar sus divagaciones nocturnas que publicaron más tarde en una serie de álbumes.

La **enuresis** es otra parasomnia común en la infancia. Aproximadamente entre el 5 y 7 % de los niños menores de siete años la padecen. Se basa en una incontinencia urinaria durante el sueño, que suele aparecer sobre todo en las primeras fases del sueño temprano. Aunque todavía no se conocen bien las causas, se sabe que los niños con enuresis suelen tener problemas respiratorios al dormir y despertares frecuentes. Si la frecuencia es elevada en niños mayores de cuatro años (al menos dos veces al día durante más de tres meses), se debe tratar por un especialista. A menudo es hereditario, por lo que es más común tener enuresis en niños cuyos padres también la padecieron.

Los **terrores nocturnos** son parasomnias en las que el durmiente se sienta en la cama con los ojos abiertos y las pupilas dilatadas, manifestando todo tipo de gestos de lucha o huida intensa, con sudores, gritos y movimientos bruscos e incluso reacciones agresivas. Tras el ataque, que puede durar unos minutos, la persona sigue durmiendo y apenas recordará lo sucedido al día siguiente. Ocurren con frecuencia por una sobreexcitación del cerebro y cuando hay fiebre. No suelen tener consecuencias para la salud. El 40 % de los casos se manifiestan durante la infancia en las fases NoREM del sueño.

La **sexsomnia** es una parasomnia de los adultos poco frecuente pero muy incómoda. Alrededor del 2 % de la población la padece. La persona dormida se masturba, gime y llega a tener relaciones sexua-

111

les bruscas y agresivas con su compañero de cama sin que recuerde absolutamente nada de lo ocurrido al día siguiente. Los especialistas lo explican porque durante el sueño estas personas mantienen alerta las áreas que coordinan el movimiento, la emoción y la visión, mientras que las encargadas de la toma de decisiones y del pensamiento racional permanecen en el sueño profundo. A veces el problema se agudiza con el consumo de alcohol o algunos fármacos. Suele ser más común en personas con trastornos psicológicos de índole sexual.

¿Sabías que el contenido onírico puede ser distinto según el tipo de trastorno?

Los que tienen **apneas** sueñan más con accidentes e infortunios y con eventos amenazantes. Los que tienen **insomnio primario** sueñan con amenazas del ámbito social, psicológico o financiero. Los que tienen **parasomnias** sueñan más frecuentemente con fracasos. Los que padecen **narcolepsia** sueñan con frecuencia con amenazas que afectan a la vida.

Como comprobarás, no hay una causa única de insomnio. Por añadidura, a menudo convergen diversos factores, incluyendo el contexto social, las catástrofes y las epidemias.

El coronasomnio

El coronavirus Sars-Cov-2 no solo infectó nuestras vidas, también infectó nuestros sueños. Las cifras de trastornos del sueño se dispararon a nivel mundial durante la pandemia de COVID-19, hasta el punto de que algunos expertos han denominado el nuevo fenómeno «el coronasomnio». El virus trajo también una epidemia de problemas de sueño a nivel mundial que afectó a todos los rangos de edad de la población. Las personas que solían tener dificultades para dormir o insomnio agudizaron sus problemas del sueño y se generó una población aumentada de insomnes crónicos. Por otra parte, los que solían tener pesadillas, tenían ahora más y peores.

Los análisis estadísticos del impacto de la pandemia en el sueño de la población indican que hubo un amplio deterioro. Aproximadamente un 62 % de la población experimentó trastornos del sueño durante el confinamiento. Aumentó en un 15 % el consumo de medicamentos para el sueño, y el número de pacientes con insomnio crónico incrementó en un 20-30 %. Por rango de edad, los más afectados fueron los más mayores. Afortunadamente, estas cifras mejoraron durante la desescalada, si bien contribuyeron a conocer en una cohorte poblacional sin precedentes cuáles son los factores más comunes que pueden afectar a la calidad del sueño.

Durante la pandemia las causas por las cuales las personas tenían dificultades para conciliar el sueño eran fáciles de identificar, ya que se generó a nivel mundial un cóctel común de muchos de los componentes enemigos del sueño:

✓ Aumentó el miedo a sobrevivir.

✓ Aumentó la incertidumbre, sin poder predecir lo que iba a pasar. La incertidumbre es «basura cerebral». El cerebro está estructurado para tomar decisiones.

✓ Incrementó la infodemia, es decir, el exceso de noticias falsas, bulos, desinformación y noticias contradictorias.

✓ Aumentó la preocupación por la integridad propia y la de los allegados (los niños en casa, los mayores aislados, la imposibilidad de la reunificación familiar, etcétera).

✓ Aumentó la ansiedad y el estrés: estrés financiero, estrés laboral, estrés emocional, imprevisibilidad.

✓ En particular en las personas mayores incrementó la tasa de estrés postraumático en casi un 50 %, lo que acarrea un mayor riesgo de padecer alzhéimer posteriormente.

✓ Se redujeron los momentos de sosiego y serenidad, reemplazándose por una atención constante a los medios de comunicación y redes sociales.

✓ Aumentó el desánimo, el aislamiento.

✓ Se agudizó el sedentarismo.

✓ Se desajustaron los horarios para dormir, echando a veces cabezadas o siestas diurnas y trasnochando.

✓ Se rompieron las rutinas diarias y los ritmos circadianos, modificando los horarios laborales, las actividades extraprofesio-

113

nales, el aseo personal, etcétera. La reestructuración de los espacios del hogar acabó convirtiendo el dormitorio en un despacho improvisado.

✓ Se perdió la noción de la temporalidad estacional. La noción de los días, de las semanas, de los cambios estacionales, en particular durante el confinamiento.

✓ Se desajustaron los ciclos luz-oscuridad y con ello la vigilia-sueño. El uso constante de los dispositivos para reuniones de trabajo o sociales por remoto, entretenimiento, noticias y otros generó una exposición exacerbada a la luz azul artificial que es enemiga del sueño.

✓ Se eliminaron las rutinas sociales que son también rutinas circadianas. No era lo mismo teletrabajar en una cafetería, escuchar un podcast mientras se pasea por un parque o hacer deporte en un gimnasio que efectuar todas estas actividades desde casa, sin nadie a quien saludar o con quien interactuar.

✓ Se alteraron los horarios de las comidas, disparando el consumo masivo de carbohidratos, bebidas alcohólicas, bebidas estimulantes, dulces, panadería, bollería y alimentos ultraprocesados.

✓ Aumentó la incidencia de los sueños dramáticos de pesadillas, terrores nocturnos y sonambulismo.

Respecto a las consecuencias del deterioro de la higiene del sueño durante la pandemia, los problemas más manifestados, de acuerdo a las estadísticas, fueron (por orden de importancia):

1. Agotamiento por la mañana al levantarse.
2. Sueño intermitente y dificultades para dormir «de un tirón».
3. Sentir somnolencia durante el día.

El inesperado coronasomnio es un fiel reflejo de lo que hay que evitar para no tener trastornos del sueño. Las circunstancias arrolladoras sin precedentes que sorprendieron a la población mundial nos abocaron a reconocer que, junto con la buena dieta y el ejercicio físico, el sueño es el tercer pilar para una salud sostenible.

En el capítulo 3 «Pautas para dormir mejor» se comentan diversas pautas para mejorar la calidad del sueño.

¿Cómo volver a la normalidad poscoronasomnio?

Muchos expertos indican que el incremento de las prescripciones de medicamentos para dormir no ha sido una sorpresa. Las pastillas son efectivas únicamente a corto plazo, pero no curan el insomnio crónico.

En contrapartida, para los recién incorporados al mundo de los trastornos del sueño se pueden tomar medidas personales que contribuyan a recuperar el equilibrio diurno y nocturno. Con este objetivo, entre marzo y abril de 2020, edité treinta vídeos cortos sobre «30 ejercicios para el cerebro positivo». Puedes acceder a su contenido en mi blog www.raquelmarin.net.

Aunque muchos ya han superado el coronasomnio, es importante recordar algunas pautas sencillas que hay que respetar:

✓ Asegurarse de estar al menos ocho horas al día expuestos a la luz natural, respetando los horarios de luz y oscuridad y las rutinas diarias.

✓ Abstenerse de utilizar dispositivos electrónicos al menos una hora antes de ir a dormir.

✓ Evitar la conexión constante a las noticias negativas, dosificando la conexión a los medios de comunicación sobre todo en las horas antes de dormir.

✓ Pasar tiempo en contacto con la naturaleza.

✓ Fomentar la interacción social con la familia y los amigos.

✓ Practicar el ejercicio físico.

✓ Tener una nutrición saludable y evitar comer en exceso.

✓ Evitar las comidas copiosas por la noche que afectan a la calidad del sueño.

✓ Si el trastorno del sueño persiste, hay un creciente reconocimiento a los tratamientos de la terapia cognitiva-conductual que evitarían el uso de medicamentos para el insomnio continuado (ver el apartado sobre las «Técnicas para el insomnio crónico»).

La pesadilla del insomnio crónico

Una crisis de salud

El insomnio es uno de los trastornos más comunes en la población y uno de los motivos más comunes de las personas que visitan los centros especializados en el sueño en busca de ayuda.

Según los datos de la *Guía europea sobre el insomnio* de los últimos cinco años, la mayor incidencia de insomnes en Europa se produce en los franceses, rumanos y noruegos (19-15 %, respectivamente), seguidos de los suecos y finlandeses (14-10 %, respectivamente). Los españoles ocupan un lugar inferior (6,4 %), detrás de los húngaros e italianos (9-7 %), pero por delante de los alemanes (5,8 %). Estas cifras han ido en aumento y fluctuando en épocas recientes, acompañando las crisis sanitaria y económica a escala mundial.

En el siguiente mapa puedes ver la distribución del insomnio crónico por países europeos. Las caras más grandes corresponden a los países de mayor tasa de insomnio registrado. De paso se hace un pequeño repaso de geografía. Los datos están sujetos a cambios según los años y los parámetros de referencia.

116

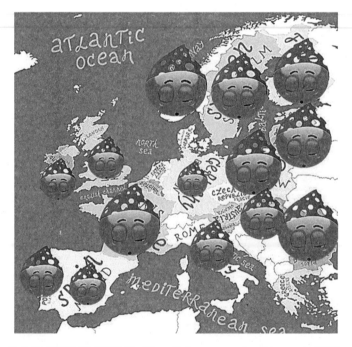

Fuente: Rieman, D. y colaboradores, *Guía europea sobre el insomnio* (2017).

No hay dos insomnes idénticos

El insomnio se define como un trastorno en el cual la persona refiere problemas para dormir en varios niveles:

✓ Dificultades para conciliar el sueño (insomnio de conciliación).
✓ Dificultades para dormir de un tirón (insomnio de mantenimiento).
✓ Desvelarse demasiado temprano (despertar precoz).
✓ Tener secuelas durante la actividad diurna (mucho sueño durante el día, agotamiento, debilidad muscular, desánimo, aturdimiento, etcétera).
✓ Persiste la dificultad para dormir a medio plazo.
✓ El patrón se repite al menos tres veces por semana durante más de tres meses (insomnio crónico).
✓ Preocupación por dormir. A veces demoran voluntariamente el momento de irse a la cama.

No hay que confundirlo con la falta de sueño, que viene normalmente provocada por reducir las horas durmiendo de manera voluntaria.

117

¿Sabías que los problemas al dormir pueden tener una componente genética?

Se sabe que los trastornos del sueño pueden trasladarse de madres a hijas, y es mayor entre los gemelos idénticos que entre los mellizos. Ya en 2018 se confirmó que en el genoma humano había genes que se relacionan con el insomnio. Ello no quiere decir que el insomnio no se pueda curar. Lo que se hereda es el riesgo, no que la patología se manifieste en la práctica.

Diagnosticar el insomnio

Si se decide tomar las riendas del problema a la hora de no dormir bien, se suele acudir a un centro del sueño especializado, donde tendrán en cuenta muchos factores a los que seguramente no se haya dado importancia. Muchas veces el problema para conciliar y mantener el sueño resulta de una acumulación de factores diversos.

Al inicio del estudio se establecen los parámetros específicos para conocer el patrón particular a la hora de dormir. De esta manera, tanto el paciente como el profesional tienen una mejor idea de la situación real del posible trastorno del sueño. El diagnóstico inicial no requiere de técnicas sofisticadas, ya que los cuestionarios suelen dar una idea clara del problema.

Entre los parámetros que se priorizan figuran los siguientes:

✓ La **historia del sueño**. Se recoge tanto la información del paciente como la percepción de la pareja en su caso. En qué momento de la noche aparece el problema y las repercusiones durante el día. Desde cuándo dura, la frecuencia y si hay un historial previo de la familia.

✓ **Otros trastornos del sueño-vigilia**. Se trata de otros síntomas que puedan agudizar el insomnio: apneas, ronquidos, parasomnias, bruxismo, síndrome de las piernas inquietas, etcétera.

✓ **Los ciclos circadianos del sueño-vigilia**. Los horarios a la hora de dormir, los horarios profesionales, los posibles turnos laborales, los desfases horarios cuando se viaja mucho, la posible sincronización del sueño con las horas de luz y de oscuridad, etcétera.

✓ **La carga emocional**. Los posibles conflictos del entorno social que puedan agravar la sintomatología, como la situación familiar, las posibles separaciones efectivas, los conflictos laborales, la situación económica…

✓ **El estilo de vida**. Los horarios de las comidas, el consumo de tabaco y de bebidas estimulantes, el horario y el tipo de actividad física que se efectúa.

✓ **Las pautas del sueño**. Los hábitos y rutinas adquiridas, las siestas, si se usan los dispositivos electrónicos en la cama, los factores ambientales en el dormitorio, los ruidos, la luz, la temperatura.

✓ **Los tratamientos previos**. Si ya se han utilizado técnicas diversas para mejorar la calidad del sueño y los resultados obtenidos.

✓ **La farmacología**. Si la persona sigue otras pautas de tratamiento farmacológico. Muchos fármacos interaccionan con el sueño. Entre los más comunes están los que interaccionan con el sistema nervioso (anfetaminas, psicóticos, estimulantes, antidepresivos, etcétera), los corticoides, los diuréticos y para la presión arterial, los fármacos para el asma y las afecciones respiratorias y aquellos para las hormonas tiroideas. Por otra parte, se debe tener en cuenta el consumo de suplementos alimentarios, productos de herbolarios y parafarmacias como terapias alternativas que pueden influir en los resultados.

✓ **Enfermedades relacionadas con el insomnio.** Muchas enfermedades como los dolores, las úlceras de estómago o los problemas psiquiátricos se agudizan durante la noche, generando una espiral de insomnio u otras enfermedades.

✓ **El diario o agenda del sueño.** Es un cuestionario que se hace diariamente por el paciente en su casa para registrar todo lo relacionado con los horarios, los despertares, la higiene del sueño, etcétera. Normalmente se realiza durante unos quince días. En el libro *Combatir el insomnio*, de Francisco Marín y Charo Sierra, hay modelos de cuestionarios que utilizan en la clínica.

119

Según la necesidad de cada paciente, se pueden realizar análisis más sofisticados, en los que se efectúan registros a tiempo real del tipo de sueño.

Para ello, se recurre a diversas técnicas:

✓ Electroencefalograma: registros del comportamiento del cerebro.

✓ Electromiograma: análisis de la actividad de los músculos y los nervios.

✓ Polisomnografía nocturna: registro nocturno de diversas variables biológicas.

✓ Actigrafía: registro de los movimientos durante varios días.

✓ Test de latencias múltiples: para detectar el comportamiento de las neuronas durante siestas diurnas.

✓ Test de inmovilización sugerida y forzada: para identificar un posible síndrome de piernas inquietas.

✓ Latencia de la respiración: para detectar las posibles apneas del sueño.

✓ Análisis genético: para identificar la presencia de modificaciones genéticas relacionadas con el sueño.

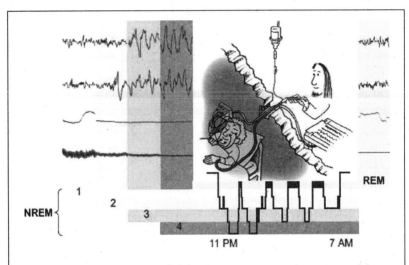

Registro de hipnograma típico de laboratorio para conocer los registros del sueño de la persona en las fases NoREM y REM del sueño. En paralelo con los registros de las ondas cerebrales, se pueden extraer muestras de sangre para conocer los parámetros metabólicos mientras la persona duerme.

Fuente: Besedovsky y colaboradores: *Physiological Reviews* (2019). 99, 1325.

Si crees que tienes insomnio… ¡no te alarmes! Generalmente, la mayoría de los casos se pueden tratar eficazmente una vez que el especialista ha identificado el tipo de problema. Conviene hacer tratamientos «a la carta», ya que la pauta para dormir es diversa según el paciente. En el apartado «Técnicas para el insomnio» se explican las estrategias eficaces para combatir este trastorno.

Insomnio combinado con patologías

Los estados físico, fisiológico y mental se pueden resentir en el insomnio. Las demostraciones científicas que correlacionan la calidad del sueño con otras patologías son muy amplias y numerosas.

En algunas ocasiones, el insomnio se desencadena simultáneamente con una enfermedad emergente, se trata entonces de «insomnio secundario absoluto». Por ejemplo, por enfermedades que cursan con dolores agudos localizados.

En otras circunstancias, el insomnio se manifiesta previamente a una patología, como en el caso de algunos cuadros depresivos. Alternativamente, la enfermedad se correlaciona con la aparición posterior de insomnio, lo que se denomina «insomnio secundario parcial». Por ejemplo, en el caso del párkinson.

Cuando una enfermedad se manifiesta simultáneamente al trastorno del sueño, se denomina «comorbilidad del insomnio».

En 2017, la Sociedad Europea de la Investigación del Sueño estableció la versión actualizada de la *Guía europea para el diagnóstico y tratamiento del insomnio*. Se trata de una guía que se publicó a raíz de un evento internacional que reunió a los expertos mundiales del sueño. En ese trabajo se establecieron las comorbilidades más frecuentes del insomnio. De acuerdo a los expertos, se identifican unas noventa afecciones asociadas al insomnio crónico, así como otras muchas enfermedades que empeoran si se duerme mal.

Asimilar toda esta información de malas noticias puede quitar el sueño, pero conocer mejor las causas por las que se duerme mal contribuye a ceñir el problema para buscar soluciones.

En la siguiente tabla se resumen las comorbilidades más frecuentes: 121

Principales comorbilidades del insomnio			
Psiquiátricas	**Médicas**	**Neurológicas**	**Abuso de sustancias**
Depresión	Enfermedades pulmonares (EPOC, asma, enfermedad pulmonar intersticial)	Enfermedades neurodegenerativas (alzhéimer, párkinson, etcétera)	Alcohol
Trastornos bipolares, ansiedad, pánico	Diabetes mellitus	Insomnio familiar fatal (IFF,* ver nota)	Nicotina, cafeína, marihuana
Estrés postraumático	Enfermedades renales crónicas	Enfermedades cerebrovasculares	Opioides
Esquizofrenia	Afecciones gastrointestinales	Esclerosis múltiple	Drogas de diseño
	Enfermedades de la tiroides (hipo e hipertiroidismo)	Traumatismos cerebrales provocados por accidentes o lesiones	Cocaína

* Nota: El IFF es una enfermedad rara priónica letal. Suele aparecer a partir de los cincuenta años y es de origen genético. La persona que la padece presenta insomnio progresivo, temperatura corporal alta, trastornos del apetito y demencia progresiva acelerada. La esperanza de vida es baja (entre seis y treinta y seis meses).

(Continúa.)

Principales comorbilidades del insomnio			
Psiquiátricas	**Médicas**	**Neurológicas**	**Abuso de sustancias**
	Tumores malignos	Epilepsia vinculada al sueño	
	Infección por VIH (virus de inmunodeficiencia humana)	Síndrome de las piernas inquietas	Anfetaminas
	Enfermedades reumáticas, fibromialgia, dolor crónico	Esclerosis múltiple	

✓ **En relación a las afecciones psiquiátricas.**

- En la *depresión* con frecuencia cuesta conciliar el sueño, disminuye el tiempo total para dormir y se experimentan despertares precoces.
- En los *trastornos de ansiedad* generalizada se retrasa el inicio del sueño cuando se está en la cama.
- En los *trastornos de pánico* se producen despertares nocturnos con crisis de taquicardias, sudores y ansiedad en particular en las primeras fases del sueño.

✓ **En relación a las afecciones médicas.**

- En las *afecciones pulmonares* como la enfermedad pulmonar obstructiva crónica (EPOC), el asma nocturno y la enfermedad pulmonar intersticial se observan despertares frecuentes e inquietud al despertar. Los problemas para respirar afectan sobre todo a las fases REM del sueño. Estas personas se despiertan de madrugada con dificultades para respirar. La sensación de asfixia se agudiza al estar en posición horizontal. Por otra parte, el uso de broncodilatadores para abrir las vías respiratorias y ventilar mejor suelen tener en contrapartida el compuesto teofilina, que es estimulante e impide conciliar el sueño.
- En las *afecciones gastrointestinales* tales como el reflujo gastroesofágico y úlceras pépticas (de estómago o de duodeno) son frecuentes los problemas para dormir, sobre todo si se cena tar-

de o copiosamente. En el reflujo gastroesofágico el contenido del estómago sube de nuevo a la boca generando dolor y acidez. Es más agudo en la posición tumbada, sobre todo en las primeras fases del sueño.

- En las *afecciones de la tiroides* suele haber alteraciones del sueño. Las hormonas de la tiroides y la función tiroidea están reguladas por los ciclos vigilia-sueño. Por consiguiente, cuando se tienen dificultades para dormir se puede alterar la función de esta glándula que afecta a la producción de la hormona estimulante de la tiroides (TSH). A su vez, la TSH genera mayor dificultad para conciliar o mantener el sueño, alterando la temperatura corporal, aumentando la sudoración y la ansiedad. De esa manera se cierra un círculo vicioso de dificultad para dormir. La calidad del sueño mejora cuando se suministra el tratamiento hormonal para la tiroides adecuado.

- En la *infección crónica por VIH* (virus de inmunodeficiencia adquirida) hay latencia para comenzar el sueño y las personas infectadas manifiestan tener cansancio al despertarse. Los problemas del sueño empeoran en las etapas avanzadas de esta enfermedad.

- En las *enfermedades neoplásicas* (tumores malignos) suele haber trastornos del sueño entre el 30 y el 50 % de los casos. A ello se suman los tratamientos oncológicos (quimioterapia, radioterapia, cirugía), que empeoran la calidad del sueño. El estado de ánimo suele mermar, por lo que la psicoterapia de apoyo es muy recomendada para dormir mejor.

- En las *enfermedades con dolor intenso* como las afecciones reumáticas (artritis, artrosis), los dolores de espalda crónicos y la fibromialgia es frecuente la fatiga diurna. La carencia de sueño se ve muy afectada por los dolores musculares, de los tendones y las articulaciones, que se agudizan por la noche y generan despertares espontáneos. Mejorar la calidad del sueño en estas personas es complicado, ya que el dolor contrarresta cualquier intento de descanso nocturno. Se suele recomendar farmacología combinada (analgésicos, antidepresivos e hipnóticos).

✓ **En relación a las afecciones neurológicas.**

- En la *enfermedad de Alzheimer* hay una correlación muy directa con los trastornos del sueño. Para empezar, se generan trastornos en los ciclos día-noche por lo que la persona puede tener somnolencia durante el día mientras que permanece un 30-40 % del tiempo sin poder dormir por la noche.
- En la *enfermedad de Parkinson* se presentan trastornos del sueño en un 60 % de los casos. Algunos pacientes refieren insomnio crónico, mientras que otros acusan todo lo contrario, dormir en exceso y con somnolencia a cualquier hora del día.

Apneas obstructivas y enfermedades neurodegenerativas

Las apneas obstructivas del sueño que se inician en la etapa adulta pueden aumentar el riesgo de padecer alzhéimer en la vejez. En el cerebro de las personas que sufren estas apneas se observa una mayor acumulación de placas amiloides, uno de los marcadores patológicos de la enfermedad de Alzheimer. Por otra parte, las apneas también son más frecuentes en personas que padecen esta enfermedad neurológica. Ambos trastornos parecen estar correlacionados.

Algo parecido ocurre en el caso del párkinson. Con frecuencia, los enfermos de párkinson presentan dificultad respiratoria y apneas del sueño, lo que empeora aún más la calidad del sueño nocturno.

- En *los traumatismos cerebrales vasculares* puede haber tanto insomnio como hipersomnia (dormir demasiado tanto de día como de noche). Suele relacionarse también con alteraciones respiratorias durante el sueño o incluso, paradójicamente, con un grado elevado de ansiedad.
- En la *epilepsia vinculada al sueño* aproximadamente un 25 % de los pacientes epilépticos experimentan crisis durante el sueño. Estas crisis suelen acompañarse de pesadillas y despertares nocturnos.

La paradoja del sueño diurno en las neuropatologías

La degradación del cerebro más severa en algunas neuropatologías genera una mayor tendencia a la somnolencia. En principio podría parecer que dormir largas siestas en las personas mayores sería sinónimo de salud. Sin embargo, este principio lógico no siempre es así en la práctica. Aunque parezca paradójico, las personas de edad avanzada con mayor tendencia a dormir excesivamente durante el día resuelven peor las tareas mentales, tienen baja la atención y el tiempo de reacción, y se orientan peor en el espacio. Además, las personas longevas que presentan somnolencia diurna duplican el riesgo de demencia precoz.

En definitiva, la somnolencia excesiva diurna puede fomentar el deterioro cognitivo en los mayores según los casos.

125

3

Pautas para dormir mejor

Cuando me da por pensar de noche en mis defectos, me quedo dormido inmediatamente.

OSCAR WILDE

*E*l descanso nocturno está salpicado por diversos parámetros complementarios que implican tanto a la persona generadora de las pautas que inciden en la fisiología y psiquis que se condicionan como por el contexto exterior. No hay una sola fórmula para dormir bien. El cuerpo, la mente y el entorno del individuo están conectados y lo que afecta a uno de estos componentes repercute en los otros dos.

Hay diversos factores que combinados pueden ser benefactores del sueño óptimo. Por el contrario, otros son desencadenantes de fenómenos adversos para dormir. El protocolo adecuado para el sueño engloba aspectos del contexto de la persona (medioambiental, profesional, social), los hábitos a lo largo del día y el estado mental y corporal. Los más fáciles de solventar sin esfuerzo conllevan la mejora del entorno y las pautas del día alineadas con dormir bien. Los más complejos de abordar afectan al estado metabólico, endocrino, inmunológico, psicológico y neurológico, que muchas veces requieren tratamientos especializados.

A continuación se recogen numerosas sugerencias a modo de «menú a la carta» para que cada persona pueda aplicar aquellos factores benefactores de un mejor descanso. Todo ello desde la serenidad y la coherencia. Paradójicamente, aplicar demasiados esfuerzos a dormir perfectamente puede resultar en una peor conciliación del sueño.

La higiene del sueño

El sueño es una prioridad de cada día. Escatimar en horas de sueño y no dormir lo suficiente es la puerta de entrada de potenciales problemas de salud.

Un aspecto primordial es establecer las pautas que permitan optimizar los ritmos circadianos del organismo con la actividad diaria cada 24 horas.

En la siguiente figura se resumen algunas pautas sencillas que hay que tener en cuenta para alinearse con los ciclos luz-oscuridad.

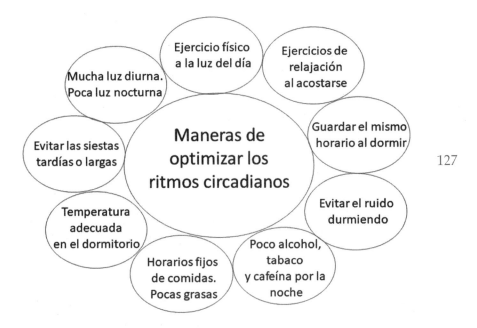

Aliarse con el cerebro para dormir

El cerebro es un órgano de costumbres:

- Prefiere tener un horario regular de sueño tanto para acostarse como para levantarse.
- Con la luz solar se activa y con la luz tenue inicia el proceso al descanso nocturno.
- Asocia la cama con dormir, excepto cuando se practica sexo o se está enfermo. Si se utiliza la cama a cualquier hora del día, es probable que se desregule el programa «es hora de dormir».

Prolongar la permanencia en la cama más de 7-8 horas genera tener sueño entrecortado.

- Por otra parte, puede ser algo «caprichoso» a la hora de dormir. Si te acuestas sin sueño, obviamente tardarás en dormirte. Para engañar a la voluntad es preferible que, si no se concilia el sueño transcurridos 30-40 minutos después de acostarse, se abandone el dormitorio y se vuelva a la cama cuando se sienta somnolencia. Lo contrario es contraproducente para adormilarse. Si tienes la posibilidad, elige un rincón o habitación de relajación de transición al sueño, que no sea ni el dormitorio ni el lugar de trabajo. Puedes pasar los ratos de desvelo en ese lugar intermedio para que aumenten eficazmente las ganas de dormir.

- Si estableces rutinas compatibles con el descanso antes de acostarte (atenuar la luz, un aroma agradable en la habitación, música relajante, el ritual de aseo, vestir con ropa cómoda y ligera, una bebida o infusión relajante, evitar leer el correo laboral antes de acostarse o el uso de dispositivos electrónicos), el cerebro activará más fácilmente el programa «es hora de dormir».

- De la misma manera que el cerebro, el cuerpo también reacciona a la actividad que se esté demandando. No se puede pasar de hacer ejercicio físico intenso —que activa las hormonas del estrés— a irse a la cama y pretender conciliar el sueño una hora después. Mejor programar una reducción progresiva de la actividad diurna, eligiendo la primera parte del día para aquello que sea más demandante físicamente, incluyendo las tareas del hogar. La actividad física intensa necesita al menos 3-4 horas para devolver el cuerpo a la calma.

El día te prepara al sueño

El objetivo principal de dormir es hacernos más eficaces durante las horas de luz. Todo cuenta para alcanzar este objetivo.

- ✓ Desde que abrimos el ojo por la mañana estamos llenando las alforjas de lo que será la calidad del sueño por la noche. Tomarse unos minutos para disfrutar de ese duermevela inspirador para forjar la mejor estrategia del día es balsámico y productivo.

128

✓ Recuperar el tono del cuerpo, hacer estiramientos suaves en la cama y activar el organismo paulatinamente es una forma ideal de saltar de la cama.

✓ Se puede aprovechar para hacer una pequeña lista mental de las prioridades del día para reducir agobios posteriores que acaban robando el sueño nocturno.

✓ Seleccionar lo urgente frente a lo importante y distinguir entre ambos se efectúa más eficazmente en las primeras horas del día. Se puede hacer una lista asegurándose de que es realista y factible. La lista debe ser práctica y selectiva en el plan de acción. Esta práctica sirve de antídoto cuando se llega a la cama cargado de preocupaciones.

✓ En las épocas en las que se acumulan las preocupaciones se aconseja elegir el momento del día para preocuparse. Lo que en inglés se denomina *worry time*. Vendría a ser el momento del día en el que se dedicara 1-2 horas máximo a todo lo relacionado con preocupaciones generales: las noticias de las catástrofes ocurridas, las interacciones conflictivas, la contabilidad del mes, las contrariedades o decepciones, etcétera. Conviene elegir, de acuerdo a los horarios de cada persona, esos momentos para la rumia mental inducida por las noticias que nos perturban, y restringir esa actividad emocional únicamente a esa franja horaria seleccionada. Transcurrido el *worry time* es mentalmente higiénico no seguir rumiando los pensamientos negativos hasta llegar a la cama.

✓ El ejercicio físico es un aliado del dormir bien. Se sabe que la actividad física, al menos tres veces en semana durante 20-30 minutos, beneficia la calidad del sueño. Si lo haces a primera hora del día es aún mejor. El cerebro se activará con la luz del día en armonía con los ciclos circadianos día-noche (ver en el capítulo 5 el apartado «Ejercicio físico para dormir mejor»).

✓ Acumula el sueño. Para conseguir el descanso nocturno se requiere tener la «presión del sueño», es decir, ir llenando el saco del cansancio diurno del organismo. Se trata de respetar el orden natural estableciendo intervalos de actividad-descanso. Se puede relajar la mente y el cuerpo durante el día sin necesidad de echarse en la cama o intentar dormir a cualquier hora. Si realmente te vence el sueño, la siesta aconsejada en una persona adulta activa no debería sobrepasar los 20-30 minutos antes de las cuatro de la tarde.

✓ Al igual que la siesta, el café, el chocolate, algunas bebidas estimulantes con cola o taurina, los analgésicos para el dolor de cabeza, los antigripales y otros fármacos pueden contener cafeína. Conviene evitarlos en horarios vespertinos, ya que se pueden necesitar hasta seis horas para que se metabolice.

Los grandes cafeteros que duermen a pierna suelta

Tan solos unos pocos afortunados son metabolizadores rápidos de la cafeína. Son personas que suelen tener modificaciones en genes implicados en el metabolismo de la cafeína, por lo que pueden eliminar los efectos estimulantes rápidamente. Estas personas son capaces de tomar café en grandes cantidades a cualquier hora del día sin que les afecte para dormir. Son casos excepcionales, por lo que es probable que no estés en el grupo de agraciados con esta capacidad metabólica acelerada.

✓ La nicotina del tabaco es un estimulante del sistema nervioso. Además, aumenta ligeramente la temperatura corporal, lo que es incompatible con dormir bien. Reducir el consumo de cigarrillos por la tarde contribuye a la termorregulación para el sueño y reduce la estimulación cerebral.

✓ El alcohol requiere al menos cuatro horas para su metabolización por el organismo. Induce somnolencia al principio pero genera sueños más ligeros. Además, aumenta la diuresis nocturna y la deshidratación, por lo que puede que te desveles durante la noche con ganas de ir al baño y con mucha sed.

✓ Las pautas nutricionales adecuadas son esenciales para la calidad y la eficiencia del sueño. Toda la información sobre este aspecto esencial la encontrarás en el capítulo 4: «El intestino y la alimentación para dormir».

Bajar el ritmo a la caída de la tarde

Por la tarde, el ritmo natural del organismo nos invita a reducir el esfuerzo físico y mental. Si tienes oportunidad de respetar estos preceptos, estarás acercándote paulatinamente al descanso nocturno. Se trata de aliarse con tu cerebro para que inicie las fases del sueño.

✓ Utiliza tu «rincón de transición al sueño» para actividades que despejen la mente y el espíritu. Puedes aprovechar para reconciliarte con las venturas y desventuras del día, conversar, preparar la cena, jugar con tu mascota, etcétera.

✓ Ayuda a tu cuerpo a bajar la temperatura reemplazando la ropa de calle por ropa cómoda y ligera. Abrigarse en exceso es contraproducente. La temperatura corporal debe bajar ligeramente para conciliar el sueño.

✓ El agua es purificadora y relajante. Ya en los tiempos antiguos y desde los nipones hasta los romanos, el baño es símbolo de salud y alivio. Si te lo puedes permitir, un baño tibio reduce los niveles de cortisol, la hormona del estrés, aumentando la producción de oxitocina, la hormona de la felicidad. Ayuda al sistema inmune a funcionar de una forma más eficiente y alivia los dolores musculares y de las articulaciones. En algunos países con carencias de agua como España, el baño corporal tiene la alternativa en un baño de pies, más ahorrativo y ecológico.

✓ Cena ligero y sin beber mucho líquido, eligiendo preferentemente alimentos ricos en triptófano y melatonina, poco grasos, ricos en carbohidratos de asimilación lenta (ver las tablas de alimentos del capítulo 4 apartado «Alimentos aliados con dormir»).

✓ Ameniza la tarde con pasatiempos entretenidos o programas divertidos mejor que películas cruentas o de alto grado de agresividad. Si lo dedicas a la lectura, mejor con libros o revistas en papel.

✓ Apaga los dispositivos electrónicos que inciten al trabajo o al enganche al menos una hora antes de acostarte. Las pantallas con luz azul (*tablet*, teléfono móvil, ordenador portátil u otros dispositivos) emiten radiaciones que reducen en el cerebro los patrones neuronales del sueño. Es preferible no llevárselos a la cama.

131

✓ Si eres aficionado a las bebidas calientes, el protocolo para irse a la cama puede incluir el momento de disfrutar de una infusión relajante herbal o de un vaso de leche con miel, rico en melatonina. Procura elegir hierbas que no sean diuréticas para evitar las visitas al baño nocturnas que puedan desvelar.

✓ Reduce las incomodidades nocturnas de acuerdo a tus necesidades. Adelantarse a los posibles desvelos por molestias que se puedan padecer puede contribuir a prevenir que el sueño sea entrecortado:

  ▪ Para los que van mucho al baño, beber menos líquidos a partir de las seis de la tarde.

  ▪ Para los molestos picores vaginales nocturnos, usar una crema vaginal balsámica.

  ▪ Para los que toman una medicación incompatible con dormir por su contenido en cafeína, por ser diurética o estimulante, se puede consultar si es posible seguir el tratamiento farmacológico en horario matinal. Así se reducen los efectos secundarios antisueño de la medicación.

  ▪ Para los que tienen reflujo gastroesofágico, vigilar las cenas y los horarios, y dormir con doble almohada o con alzas en el cabecero de la cama para reducir la regurgitación.

  ▪ Para los que sufren dolores, optimizar la postura y el tratamiento analgésico para llegar a la cama con la menor dolencia posible.

✓ Cuando se tienen niños pequeños o varios miembros de la familia al cuidado con horarios distintos es más complicado seguir protocolos óptimos para la higiene del sueño. No obstante, se puede establecer un compromiso para buscar ese momento para uno mismo que contribuya al descanso reparador. Dedicar unos minutos al cuidado personal es el equivalente a cuidar de los demás.

✓ Si duermes con una persona roncadora es preferible que vayas a la cama al menos treinta minutos antes que tu pareja para dar la oportunidad a entrar en fases del sueño más profundas que no te hagan despertar fácilmente con los ronquidos.

Crear el ambiente para irse a la cama

El mero hecho de que los humanos hayamos reservado un espacio del hogar al dormitorio es un reflejo de lo prioritario que es en nuestras vidas. Es el templo del descanso y como tal debe ser el ambiente ideal para ello. El silencio, la oscuridad, la seguridad y el confort son esenciales para la mayoría de las personas.

Se han identificado diversos parámetros ambientales para la higiene del sueño que aumentan las posibilidades de dormir bien. Se puede establecer el propio ritual nocturno personal para coger el sueño. A continuación se indican algunas sugerencias.

1. Empieza por el confort de la cama. Se le suele dar poca importancia al colchón y la almohada, a pesar de que compartimos una gran parte de la vida con ellos. Según los estudios, a los españoles les cuesta cambiar de colchón y lo apuran al extremo. El colchón es la plataforma del descanso y suele estar deteriorado cuando han transcurrido diez años de uso. ¿Te imaginas que tu cepillo de dientes tuviera una década de uso diario? Algo parecido ocurre con el colchón.

Invertir en un colchón óptimo según la fisiología de la persona permite ahorrar en somníferos en la farmacia. El mundo del colchón ha alcanzado un alto grado de sofisticación. Estar asesorado sobre las características que buscas en tu colchón (índice de firmeza, tipo de material, antimicrobiano, adaptado al peso y anatomía, etcétera) es un tiempo dedicado a la calidad del sueño. Además, se aconseja darle la vuelta dos veces al año para evitar que se deforme.

La postura ideal para la limpieza cerebral

Los estudios sugieren que la postura de decúbito lateral, es decir, con la cabeza de lado sobre la almohada, es la más eficaz para favorecer el trabajo del sistema glinfático (el de limpieza de la basura cerebral) al dormir. Si no duermes de lado, no hay que preocuparse porque lo importante es alcanzar el sueño restaurador.

La almohada es otra compañera esencial del sueño. En algunos países todavía se mantiene la costumbre de las largas almohadas de matrimonio que rara vez son óptimas para ambos usuarios. Si has tenido la fortuna de ir a hoteles en los que se ofrece un «menú de almohadas», habrás podido comprobar hasta qué punto hay diferencia entre ellas para el bienestar de las cervicales y la espalda. Elegir la almohada que conviene a tu anatomía te otorgará horas de descanso. La clave está en experimentar.

2. La alcoba *zen*. El término *alcoba* me encanta como sinónimo de dormitorio. La palabra alcoba (originaria del árabe *al-qubbah*) para definir el dormitorio se usa en la zona de Córdoba (España) de la que soy originaria por línea paterna. La alcoba me evoca connotaciones relacionadas con la habitación ideal para dormir, el templo del descanso. Otorgar al «templo de tus sueños» el óptimo grado de bienestar incluye cuidar los detalles significativos.

Algunos parámetros que hay que tener en cuenta para la alcoba son los siguientes:

134

- *Temperatura*. Como se ha comentado, los parámetros esenciales para el ciclo sueño-vigilia del organismo son la luz y la temperatura. La temperatura ambiental es un factor determinante para dormir. Mucha luz y temperatura alta son sinónimos de actividad para el organismo. Por el contrario, la luz tenue y la temperatura más fresca son sinónimos de relajación y descanso.

  Mi abuela solía decir el refrán «Al español fino, después de cenar le da frío». Mi abuela no estaba desacertada con ese comentario porque el cuerpo pierde aproximadamente 1 °C de temperatura a última hora de la tarde en preparación al descanso nocturno. Por ello, conviene adaptar la temperatura de la habitación a la que el cuerpo necesita para dormir. Se recomiendan entre 18 y 22 °C para el sueño óptimo. Si el habitáculo es muy caluroso, costará conciliar el sueño. Aun así no hay que olvidar que durante la noche se alcanza la temperatura mínima corporal y cerebral, por lo que si el habitáculo está demasiado fresco se sufrirán desvelos innecesarios.

- *Luminosidad*. Para dormir bien lo ideal es la oscuridad total para optimizar la producción de la melatonina, la hormona del sueño. Como se ha comentado, esta molécula cesa su producción con la luz. Bien lo saben los habitantes de países escandinavos cuya incidencia de insomnio aumenta en los meses de primavera y verano, en los que hay luz del día durante veinte horas. La luz tenue en la mesita de noche atenúa la luz del dormitorio, ayudando a la mente a prepararse para el descanso. Si la habitación tiene contaminación lumínica, quizá sea buena idea poner cortinas dobles. Un antifaz cómodo puede compensar la incidencia de luz en el ojo.

- *Ventilación.* El cerebro es muy sensible a la escasez de oxígeno. No en vano, consume aproximadamente un 20 % del total de oxígeno del cuerpo, es decir, diez veces más de lo que le correspondería en peso. La calidad del aire en tu habitación es tan importante como la temperatura. Abre las ventanas para ventilar y renovar el aire un rato antes de acostarte si la climatología lo permite.

- *Color.* Según el color, se generan emociones distintas. Los colores relajantes en las paredes (colores fríos, pastel y tenues) invitan a la relajación mental. Por el contrario, los colores vivos (rojos, amarillos) estimulan el cerebro.

135

El rojo es el color de la excitación cerebral por excelencia. No hay más que ver en el reino animal cuántas veces se utiliza el rojo para llamar la atención y expresar emociones. El rojo es el preferido en el cortejo sexual. También la irritación y el enfado se asocian con tener el semblante enrojecido.

El amarillo se asocia con señales de peligro y dilata las pupilas del ojo, en particular combinado con el negro, como en las abejas que advierten de peligro.

El verde poco intenso típico en la naturaleza se asocia en el cerebro con la vuelta al útero materno, a la madre naturaleza, lo que aporta sensaciones de seguridad. Por el contrario, el verde oscuro se asocia con las migrañas e incluso puede agudizarlas.

Al elegir el color ideal para las paredes de tu dormitorio, es preferible que sean monocromáticos en tonos pastel rosa, azul, verde pálido, beige. Escucha en tu cerebro la emoción que te inspira el color que elijas.

La vie en rose

La expresión «ver la vida de color de rosa» está ligada al hecho de que a los soldados de la guerra civil americana les prescribían gafas de sol con lentes de colores rojos para reducir los estados depresivos. Ver la vida en rojo les aportaba una visión más positiva de la realidad. El rojo es un estimulante emocional y mental.

- *Ruido.* El exceso de ruido es incompatible con la conciliación del sueño. Hay países como Suiza que llevan a rajatabla la contaminación acústica, hasta el punto de que se desaconseja tirar de la cisterna en casa por la noche. En particular en las zonas urbanas, el ruido medioambiental puede superar los cincuenta decibelios por la noche, lo que según la Organización Mundial de la Salud se considera por encima de los niveles deseables. Para hacerse una idea, tan solo respirar relajadamente sin hablar genera unos diez decibelios de ruido. Es muy beneficioso reducir la contaminación acústica en el dormitorio y mantenerlo lo más aislado posible de los ruidos exteriores (tener doble ventana, usar aislantes del ruido en las paredes, revestir la pared de aislantes acústicos, elegir la habitación más alejada del ambiente exterior, etcétera).

Si no puedes evitar vivir rodeado de ruidos, pueden venir bien los tapones para los oídos. Asimismo, se pueden efectuar ejercicios para engañar a la mente. Para ello, y a través de la concentración, se pueden forjar mentalmente imágenes o historias creativas para evadir los sonidos ambientales o incluso para incorporarlos al mundo imaginario. Mi estrategia es imaginarme un lugar maravilloso que genero a mi antojo (una pradera, estar en un velero) en el que no puede entrar nadie si no doy permiso. En este lugar dedico mi pasatiempo a lo que en ese momento más me plazca. La imaginación puede llegar muy lejos y conseguir adormilarse en poco tiempo.

Algunos expertos aconsejan utilizar el «ruido blanco» para conciliar el sueño en los desplazamientos. Se trata de llevar contigo algún sonido familiar que tengas cerca cuando duermes en el hogar. Puede ser un reloj, un pequeño ventilador o una música somnífera que uses al acostarte. El cerebro interpreta ese sonido familiar con la somnolencia. Es una estrategia similar a la que se usa cuando se adquiere un cachorro para que evite llorar por la noche: el animal interpreta que está en seguridad con el tictac del reloj cerca del lecho emulando los latidos de la madre.

La musicoterapia es igualmente una alternativa que funciona en algunas personas. Aunque menos conocido, la neurociencia está descubriendo hasta qué punto las diferentes frecuencias de sonidos pueden sincronizarse, e incluso modificar la actividad neuronal. Hay quien se cuestiona el uso de ultrasonidos para el tratamiento de la neurodegeneración. Mientras lleguen ofertas de melodías regenerativas neuronales siempre se puede recurrir a probar algunas tonalidades que brinden tranquilidad y serenidad.

Musicoterapia para el cerebro de los bebés prematuros

El cerebro de los bebés prematuros nacidos a las 27-30 semanas está más inmaduro y vulnerable. En una investigación efectuada en Ginebra (Suiza) se comprobó que, cuando se exponía a los bebés prematuros a melodías basadas en arpa, campanitas y la flauta *punji* hindú, los cerebros de estos niños aceleraban su desarrollo.

- *Los campos electromagnéticos.* Cada vez hay más estudios que demuestran que la contaminación electromagnética emitida por los aparatos eléctricos puede modificar la función de algunas zonas del cerebro como la glándula pineal, productora de melatonina. Además, el comportamiento de las neuronas puede alterarse con la influencia de ondas electromagnéticas. Por esta razón conviene reducir al mínimo los aparatos eléctricos que tengamos en el dormitorio, así como desenchufar aquellos que no se van a usar durante la noche. Si no es necesario, no conviene dormir al lado de los teléfonos móviles que pueden interferir con la actividad electroquímica del cerebro generando un sueño fragmentado.

Dormir al borde del mar

Los veraneantes afirman dormir mejor en lugares de costa. Dormir al nivel del mar optimiza la calidad del sueño frente a dormir en altitud. Por el contrario, el «insomnio de altura» hace referencia a la pobre calidad del sueño cuando se asciende a más de dos mil metros de altitud. Pueden transcurrir varios días hasta aclimatarse a la altura. Conviene hidratarse más de lo habitual hasta que el organismo se habitúe a la altitud, reducir el consumo de alcohol y hacer comidas ligeras.

- *El aroma de tu hogar.* El sentido del olfato está muy ligado a las emociones y a los pensamientos. No hay más que comprobar cómo un aroma recurrente en la infancia nos evoca el recuerdo vívidamente. La percepción del olfato es un gran aliado de la memoria y el aprendizaje, y tiene una vía directa con la estimulación neuronal. Hay diversos olores que pueden llegar a activar el cerebro e incluso ponerlo en estado de alerta. Algunos aromas se están experimentando para reforzar la memoria pasiva durante el sueño. Otros olores invitan a la calma y la serenidad.

El olfato contribuyó a la supervivencia de nuestros ancestros

Si nos remontamos al cerebro de un individuo nómada, antes de la era de las alarmas de incendio, los servicios sanitarios o los envasados, se comprende mejor la importancia del olfato en la historia. Los humanos de antaño se desplazaban buscando asentamientos caminando unos cuarenta kilómetros diarios. El olfato se encargaba de indicar si un alimento estaba o no en buenas condiciones, si se estaba en contacto con un individuo enfermo o si había algún peligro inminente como un fuego o la presencia de un enemigo depredador.

Por consiguiente, el uso de aromas relajantes en el dormitorio contribuye a apaciguar la mente. La elección del olor que más conviene es muy personal. Entre los más utilizados para invitar al descanso se encuentran la lavanda con efecto relajante y refrescante, la bergamota, la camomila, el incienso, el sándalo o la rosa. Por otra parte, conviene aislar la habitación de olores estimulantes como los olores ácidos o cítricos, los intensos y los olores a comida. Si tu hogar es reducido, recuerda cerrar la puerta del dormitorio antes de cocinar para no generar efectos estimulantes del apetito al llegar a la cama.

Conciliar el cuerpo con la mente

Cuando la luz se apaga...

La oscuridad sin sueño aumenta el riesgo de que los pensamientos deriven hacia la rumia, empezando por aquellos problemas que aún no hemos podido resolver o emociones que no hemos sabido gestionar. A veces son recurrentes y obsesivos mientras corre el reloj y se instala el miedo a pasar mala noche. Aunque a veces parezca incontrolable, se puede limitar el libre albedrío de la mente con algunas pautas sencillas como la triple R: Respiración, Relajación y Risa.

1. Respiración: recuerdo en una ocasión haber sido testigo de la conversación de una madre en presencia de su hijo de muy corta edad. La mujer se quejaba de no estar pegando ojo. El niño espontáneamente exclamó: «¡Mami, respira lento y te duermes enseguida!». Intuitivamente, el pequeño estaba dando a la madre las pautas esenciales para conciliar el sueño: la respiración profunda. Respirar acompasadamente al tumbarse en la cama en lugar de jadear agitadamente induce una calma sencilla pero eficaz en la mente. Concentrarse en la respiración sin esfuerzo es sedante.

Se sabe que los ejercicios de respiración profunda mejoran la oxidación y la vascularización cerebral, fomentan la serenidad y reducen el agotamiento mental. Un ejercicio sencillo consiste en fomentar la respiración abdominal. Es una forma de respirar que utilizan los profesionales que trabajan con la voz, como los cantantes, actores y locutores. Se basa en aliarse con el estómago para efectuar una respiración profunda. Se levanta el estómago al inspirar. Se retiene ligeramente el aire y se suelta poco a poco mientras contraemos el estómago. En pocas repeticiones se nota el efecto relajante. El dibujo puede servir de guía.

RESPIRACIÓN ABDOMINAL EN LA CAMA

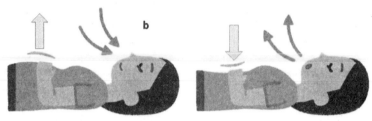

Al inspirar: barriga hinchada   Al espirar: barriga deshinchada

2. Relajación: la relajación conlleva cambios fisiológicos y mentales. Tenemos tendencia a pensar que la mente es la que guía al cuerpo. Sin embargo, olvidamos que el mero hecho de tomar una actitud corporal positiva hace reaccionar al cerebro de la misma manera. Por ejemplo, caminar con la cabeza erguida, esbozando una sonrisa y a paso ligero genera en el cerebro pensamientos optimistas y positivos. Tú mismo puedes comprobar que, si te cuentan algo gracioso cuando tienes la cabeza agachada, te hará menos gracia que si te lo cuentan cuando estás con la cabeza erguida. De hecho, ya se utilizan terapias para mejorar algunos síntomas de neurodegeneración basados precisamente en modificar la postura corporal en la marcha.

De la misma manera, relajar el cuerpo progresivamente contribuye a relajar la mente y aliviar la carga cognitiva y emocional del día.

El lenguaje corporal puede ser un gran aliado del pensamiento

El bienestar mental mejora con la actitud corporal positiva. Si el cuerpo actúa con alegría, entonces el cerebro interpreta que todo va bien. Asimismo, si el cuerpo adopta una actitud relajada como cuando dormimos, la mente reaccionará acusando el cansancio y aumentando las ganas de dormir.

✓ Una sesión de relajación debe comenzar con la forma de respirar adecuada. Si la respiración es profunda y lenta, se genera inmediatamente una reducción de la tensión muscular y del latido cardiaco.

✓ A continuación, se efectúa una relajación muscular progresiva. Es una técnica ancestral cuya práctica se retomó en los años cuarenta del siglo pasado por su sencillez y eficacia. Lo que se consigue es que progresivamente la tensión muscular sea cada vez menor. Para ello, primero se tensan los músculos y luego se relajan durante varias repeticiones. Se empieza normalmente con músculos faciales (ojos, mandíbula, cuello), y paulatinamente se efectúa la misma operación con el resto de músculos en sentido descendente del cuerpo: tórax, brazos, manos, abdomen, espalda, piernas, pies, hasta conseguir que todos los músculos estén relajados. El cerebro será más propicio a inducir el sueño gracias a la postura corporal relajada.

3. Risa: el humor y la risa son los grandes aliados de la serenidad. A veces la risa escasea. De promedio, se ha calculado que los bebés se ríen unas trescientas veces al día. Los adolescentes se ríen sobre todo de los infortunios de los demás. En los adultos la carcajada es inusual, y en general a partir de los cincuenta y sesenta años apenas se llega a reír dos veces al día.

141

Las investigaciones demuestran que la risa activa las áreas cerebrales (como la amígdala y el tálamo) relacionadas con la confianza, las emociones positivas, la recompensa y las sensaciones placenteras. El humor también genera endorfinas, que son las sustancias endógenas del cerebro que estimulan el placer y la serotonina, mientras reduce los niveles de cortisol (la hormona del estrés).

Poner la nota de humor en los infortunios y desvelos puede ser el antídoto necesario para conciliar el sueño.

Limitar los pensamientos antisueño

Si nos acostamos pensando en los quehaceres del día siguiente es probable que tardemos más en dormir. Algo parecido ocurrirá si nos centramos en las partes negativas de lo cotidiano, la culpabilidad por lo que no ha salido bien, las expectativas no cumplidas y las frustraciones. Paulatinamente nos iremos sumergiendo desde la cama en el pozo de las desdichas y fatalidades, que son impedimentos para dormir. Además, los pensamientos obsesivos y negativos se agudizan por la noche, coincidiendo con los niveles bajos de serotonina. El camino a la angustia y la ansiedad estará servido.

Una estrategia sencilla para limitar el libre albedrío del pesimismo es escribir los pensamientos, tanto positivos como negativos, y planificar con anterioridad lo que está pendiente.

El cerebro utiliza regiones distintas en el pensamiento consciente, la componente emocional y la lectura visual que dan un prisma distinto a la situación. Si plasmamos en un papel los planes y tareas pendientes, y se establecen en un cronograma lógico sin excesiva ambición, se instalará una cierta sensación balsámica de «todo bajo control».

Lo mismo ocurrirá si escribes la lista de lo negativo y lo emparejas con la lista de lo positivo, o al menos con la posible solución. Concederse alguna recompensa por las misiones cumplidas es gratificante y fomenta el bienestar mental.

Se puede tener además el «cuaderno nocturno» en la mesilla de noche para escribir tanto las ideas «¡eureka!» como los pensamientos más negros.

Resolver el problema de mi vida

En una ocasión llegó a mis manos una tarjeta sencilla con la frase siguiente:

«Tan solo por hoy intentaré vivir el día sin querer resolver el problema de mi vida todo de una vez».

SÁNDOR MÁRAI

La tarjeta ocupó un lugar destacado de mi escritorio durante mucho tiempo como antídoto a la angustia.

Sugerencias de un insomne

Hace tiempo leí unos comentarios de un hombre insomne crónico de veintiocho años en un periódico inglés. Me resultó interesante su comentario por su sencillez y cercanía, más allá del abordaje puramente farmacológico. Son reflexiones útiles para poner algunos pilares de la recuperación del sueño.

Este hombre comentaba los cuatro aspectos que le habían ayudado para poder iniciar un proceso de recuperación y su cura posterior. Sus sugerencias eran las siguientes:

1. *Identificación.* Identificar el origen del problema y entender lo que nos pasa es la base de la inteligencia emocional. Contribuye básicamente a mejorar aquello que nos viene bien y a modificar los aspectos negativos que nos afectan y desembocan en la cama. Reconocer y discernir las emociones positivas y negativas que nos acontecen es una herramienta esencial para afrontar el problema.

2. *Aceptación.* Es la parte más dura, pero la más útil. Nos pasan cosas desagradables, pero nada comparado con las cosas perjudiciales que podemos autoinfringirnos. No ayuda establecer juicios del tipo «debería estar durmiendo», comparaciones negativas como «mi pareja está durmiendo, ¿por qué yo no?», así como la tendencia al fatalismo «si no duermo ocho horas, mañana estaré destrozado».

   Aceptar la realidad con benevolencia contribuye a eliminar las exigencias frente a una situación que no podemos controlar.

   Se puede intentar modificar las afirmaciones por otras más balsámicas: «No estoy durmiendo bien en este momento, pero tampoco me va a dañar. Mi cuerpo y mi cerebro son capaces de dormir sin necesidad de que me esté esforzando. Así va a ser».

   La aceptación contribuye a afrontar el problema para poder tomar decisiones siguiendo un proceso lógico y práctico. Este abordaje disminuye la ansiedad, ya que reduce la parte catastrófica y negativa que prevemos como consecuencia de dormir mal.

3. *Dejar de pensar machaconamente.* Es todavía más duro que el anterior. Somos lo que somos y ningún pensamiento inquietante ayudará a mejorar la situación. Menos aún a la una y media de la madrugada. Si en lugar de acoger los pensamientos más negros nos derivamos a pensamientos agradables, como por ejemplo imaginarse navegando mansamente

por un mar en calma, estarás invitando a tu mente a la divagación, que es una gran aliada del sueño.

Por otra parte, podemos incluir logros y felicitarnos por aquello que hemos hecho bien. No solo debemos centrarnos en analizar nuestros errores. La visión positiva de uno mismo genera un efecto sedante.

4. *Dedica un tiempo a la meditación.* Practicar técnicas de relajación con cierta asiduidad contribuye a solventar situaciones que nos generan conflicto. También refuerza las conductas positivas con otras personas de nuestro entorno, por lo que nos sentimos más relajados socialmente.

Técnicas para el insomnio crónico

Un número elevado y creciente de personas se queja de sufrir insomnio en algún grado. Con frecuencia no se hace nada al respecto y se espera «a que pase la racha». Sin embargo, si el problema se agudiza con más de tres días por semana sin dormir y no se pone remedio, puede llegar a convertirse en un trastorno crónico.

La educación en la higiene del sueño no es una intervención que sirva por sí sola para ser eficaz contra el insomnio crónico. Para ello existen una amplia gama de terapias psicológicas, conductuales y farmacológicas. Si bien con frecuencia las personas con problemas de insomnio suelen buscar un refugio en los somníferos, existen terapias alternativas que han demostrado su eficacia. En general, las que parecen funcionar mejor son las técnicas de meditación y las técnicas basadas en la terapia cognitivo-conductual.

Comprender para resolver

Como comentaba el insomne británico, las premisas para empezar un tratamiento son aceptar e identificar el problema. La siguiente es conseguir el asesoramiento especializado para tener el tratamiento óptimo.

Cuando se acude a un centro especializado en terapias para el sueño, el primer paso esencial es adquirir la información certera para llegar al origen de la patología y sus posibles causas personales. A veces hay que limpiar también concepciones erróneas o expectativas poco realistas. Como se comentó en el apartado «Formas de dormir a la carta», puede haber numerosos desencadenantes de una posible patología del sueño. En muchos casos, el insomnio secundario se desencadena como consecuencia de otro trastorno, como en el caso de las apneas del sueño o del síndrome de las piernas inquietas. En otros, existen comorbilidades asociadas que hay que identificar.

En el siguiente diagrama, se resume un abordaje general de la estrategia específica del paciente para llegar al tratamiento conveniente en cada caso.

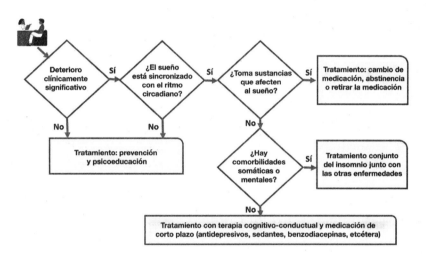

145

La terapia cognitivo-conductual (TTC)

Los expertos coinciden en que la terapia cognitivo-conductual (TCC) es la más recomendada para resolver el insomnio. Tiene una base científica sólida y contrastada internacionalmente. Funciona sobre todo en los problemas del sueño en los niños y adolescentes, en el insomnio primario y en el que acompaña a otras enfermedades físicas o mentales como el dolor crónico, los trastornos ansiosos y la fibromialgia.

Se basa en una reeducación del sueño para que el paciente incorpore las medidas en la higiene del sueño, elimine las creencias erróneas sobre su problema («soy incapaz de dormir bien») y ponga en práctica intervenciones efectivas a su medida para combatir el insomnio. El objetivo final es establecer un ritmo biológico del sueño saludable (cantidad, calidad, duración, ritmos, fases, etcétera).

En realidad, la TTC es un conjunto de terapias para encontrar las pautas que mejor se adapten en cada caso particular. La combinación de técnicas terapéuticas de duración limitada engloba tanto intervenciones psicológicas como técnicas educativas y de relajación. Muchas de estas intervenciones se han comentado anteriormente (abandonar el dormitorio si no se concilia el sueño en 30-40 minutos, restringir el tiempo acostado, optimizar el ambiente en el dormitorio, evitar leer los dispositivos electrónicos en la cama y otros).

La técnica se adapta al modelo de las «3 P» del insomne:

1. *Predisposición* (factores genéticos, fisiológicos o psicológicos). Hay personas que por su idiosincrasia (irritable, ansiosa, hiperactiva, inquieta, vital) son más susceptibles de padecer trastornos del sueño.

2. *Precipitación* (situaciones y acontecimientos que lo desencadenan). Una situación de estrés laboral, una pérdida afectiva, un problema de salud desencadenan acontecimientos que precipitan al insomnio. Cuando se superan estos problemas el insomnio desaparece.

3. *Perpetuación* (situación crónica). Cuando se establece el insomnio como una lacra permanente, la persona desarrolla pesimismo, fobia a dormir, ansiedad antes de llegar a la cama, preocupación constante, obsesión por el sueño, etcétera. Son factores perpetuantes que consolidan el insomnio crónico.

Los especialistas informan que los pacientes que llegan a la clínica suelen tener en común creencias erróneas que agudizan el problema. Como son:

✓ Creencia 1: «Cuanto más tiempo permanezca en la cama, más opciones para dormir».

En base a esta creencia suelen irse a la cama temprano sin sueño y procuran levantarse lo más tarde posible para darse más oportunidades de dormir. Además, suelen utilizar el dormitorio para otras actividades como leer, ver la televisión, comer o trabajar.

Como ya hemos visto, son hábitos erróneos porque se altera el ciclo vigilia-sueño y se rompen la presión del sueño y la acumulación del cansancio. Se podría decir que ni el cuerpo ni el cerebro distinguen entre el programa «estar activo» y el programa «dormir».

✓ Creencia 2: «Para mí dormir es un sufrimiento. Me siento impotente».

El miedo a pasar la noche en vela genera respuestas de ansiedad y pesimismo cuando se permanece muchas noches despierto sin remedio. Paradójicamente, se acaba asociando el dormitorio con una especie de celda de castigo.

✓ Creencia 3: «Voy a enfermar (o incluso morir) si no duermo bien».

Se suelen hacer predicciones catastrofistas con un alto grado de culpabilidad que se prolongan durante la actividad diurna. Se establecen juicios sesgados de los posibles problemas o incidentes que ocurran durante el día («todo lo malo que me pasa es por culpa de no dormir»).

Las técnicas psicoterapéuticas que parecen eficaces en estos casos se clasifican en cinco estrategias conductuales para que el paciente vaya progresivamente modificando sus creencias, pautas y costumbres respecto a lo relacionado con el descanso nocturno.

Al inicio del tratamiento, y según los casos, se pueden acompañar con una medicación temporal como apoyo complementario (hipnóticos, antipsicóticos, benzodiacepinas, sedantes, antidepresivos, etcétera). De acuerdo a las investigaciones, los resultados indican que se consigue mejorar la duración y continuidad del sueño, la calidad y la sensación de descanso. Por añadidura, esta terapia parece mejorar los síntomas de ansiedad, las alteraciones del humor y la depresión.

Los cinco abordajes principales de esta terapia se resumen en la siguiente tabla.

147

Terapias conductuales y psicológicas para el insomnio
1. Restricción del sueño (limitar el tiempo de permanencia en la cama).
2. Intención paradójica (sugerir al paciente que intente no dormir).
3. Control de estímulos (modificar el uso apropiado de los estímulos tanto en los horarios como en las actividades incompatibles con el sueño).
4. Ejercicios de relajación (ejercicios que preceden al sueño. Se dirigen a reducir la hiperactividad fisiológica y mental).
5. Terapia cognitiva (restructuración de conceptos arraigados erróneos que incrementan la ansiedad y la preocupación).

1. *Restricción del sueño*. Se basa en eliminar las horas inútiles que la persona pasa en la cama dando vueltas sin dormir. Si en los últimos días la persona ha dormido 4 horas, se establece ese tiempo de permanencia en la cama. A medida que mejora el tiempo durmiendo, se aumenta progresivamente el tiempo que se permanece en la cama hasta llegar al equilibrio adecuado.

2. *Intención paradójica*. Una técnica que recomiendan muchos especialistas para relajar los pensamientos nocivos es «la prueba de la intención paradójica». Se basa en el hecho de que cuando un pensamiento se instala machaconamente se llega a bloquear la resolución.

   Si se ejerce un esfuerzo considerable en el deseo imperioso de dormir, lo más probable es que se permanezca más tiempo despierto con el pensamiento obsesivo. Para engañar al cerebro se puede generar la contradicción en el pensamiento de «quiero quedarme en vela toda la noche». Al cambiar la premisa de la preocupación por la premisa contraria es probable que te duermas antes.

   La intención paradójica se puede aplicar a muchos campos de la vida. Se pueden evitar muchos bloqueos mentales focalizando la intención de la premisa contraria.

3. *Control de estímulos*. En las personas con problemas para dormir se establecen estímulos erróneos que asocian la cama con otras actividades incompatibles con dormir (preocuparse, planificar, comer, trabajar).

   En este paso de la estrategia se reentrena al insomne para asociar la cama con conciliar el sueño. La cama pasa a ser el instrumento utilizado para dormir, la actividad sexual o cuando se está enfermo. Si cuesta conciliar el sueño, se abandona la habitación hasta sentir somnolencia. También se establecen horarios cotidianos para levantarse y acostarse a la misma hora y las siestas se restringen a 20-30 minutos.

4. *Ejercicios de relajación*. El inicio de la relajación implica unas respiraciones profundas acompasadas, seguidas de ejercicios de tensión-relajación muscular progresiva, que ya se han comentado. Complementariamente se utilizan las técnicas de atención en el momento presente (del inglés *mindfulness* o *to-*

tal awerness). Existen numerosos tutoriales y libros que han abordado estas técnicas.

Las personas con insomnio son particularmente tensionales, por lo que estas técnicas ejercen un gran beneficio. Además, se puede utilizar una melodía que invite a la relajación cerebral. Estos ejercicios se pueden hacer antes de acostarse, durante el día o incluso a mitad de la noche si la persona se desvela.

5. *Terapia cognitiva.* Se basa en modificar las creencias equivocadas que tienen las personas insomnes sobre el sueño. Estos pensamientos generan preocupación, ansiedad, culpabilidad, obsesión, que interfieren en la calidad del sueño nocturno.

Las personas con insomnio suelen tener conductas comunes respecto a algunos aspectos relacionados con el sueño. Las destacadas son:

✓ Suelen hacer predicciones alarmistas sobre las consecuencias de dormir mal. En su actividad diurna todos los problemas parecen centrarse en esa obsesión.
✓ Suelen tener expectativas muy exigentes respecto a los objetivos que deben alcanzar cada noche al dormir, del tipo «tengo que conseguir dormir 8 horas cada noche» o «no debo cansarme durante el día para no quedar agotado».
✓ Suelen creer conceptos sesgados sobre las causas de su trastorno del sueño (desequilibrio químico, alguna dolencia, etcétera).

Para modificar estas creencias erróneas, el primer paso es identificarlas, ceñirlas y generar una reestructuración de ese pensamiento ansioso con el objetivo de aliviar la carga emocional que conlleva.

En su conjunto, estas estrategias terapéuticas pueden resultar en un beneficio duradero para las personas que padecen insomnio. El gran inconveniente es que no siempre se tiene acceso a profesionales de la salud con conocimientos y dedicación a estas técnicas para que el paciente pueda incorporar las pautas a su vida diaria. Muchas veces hay que acudir a la consulta privada, que no todo el mundo se puede permitir en su economía.

La buena noticia es que la terapia cognitivo-conductual se puede administrar telemáticamente. En Internet existen diversos servicios que la ofertan y se han extendido en los últimos años. En este caso la elección sobre qué oferta elegir es más compleja, dada la gama de posibilidades. Por ello es conveniente que el paciente tenga un conocimiento básico previo sobre el tratamiento para incrementar el criterio de elección.

La terapia cognitivo-conductual digital

La TCC digital se basa en sesiones por remoto con terapeutas especializados. Ello permite eliminar el estigma de las limitaciones geográficas, las listas de espera y el alto coste asociado con estas terapias. Las sesiones se pueden hacer de manera individualizada por conexión a Internet, por teléfono o en grupos reducidos. Los resultados indican que se consigue una eficacia similar a los tratamientos en clínica.

El tratamiento parece ser particularmente aceptado para los trastornos del sueño en mujeres embarazadas en el tercer trimestre. Estas mujeres tienen más dificultades de movilidad, dado el estado avanzado de gestación, por lo que este sistema terapéutico *online* resulta particularmente cómodo.

También existen tratamientos digitales automatizados en ausencia de terapeuta. Son programas que incluyen vídeos, tutoriales, guías prácticas, diarios del sueño personalizados y cuestionarios de evaluación del progreso. Los datos disponibles indican que son intervenciones eficaces y están alcanzando una alta popularidad. Existen numerosas plataformas que ofrecen estos servicios.

El yin y yang de los fármacos para el sueño

La mayoría de las personas con insomnio recurren a los tratamientos farmacológicos para conciliar y prolongar el sueño rápidamente. Sin embargo, las recomendaciones internacionales sugieren empezar el tratamiento por una terapia cognitivo-conductual antes de recurrir a la farmacología terapéutica.

Los fármacos para el insomnio no se recomiendan más de algunas noches de uso (2-4 semanas máximo). Suelen necesitar prescripción médica porque pueden resultar adictivos y sus efectos a largo plazo son poco conocidos. Por otra parte, algunos reducen la fase REM del sueño, lo que repercute en la eficiencia del descanso.

Además, los medicamentos para los trastornos del sueño no se deben tomar «a la carta». Por ejemplo, si se recurre puntualmente al fármaco para tener una noche especialmente buena de sueño por un compromiso importante al día siguiente, el cerebro se acostumbra a la necesidad irremediable de esa medida y opondrá cierta resistencia a la abstinencia durante las noches siguientes. Se podría generar una espiral de necesidad que genere una adicción innecesaria.

Si se decide optar por la medicación, se debe hacer hincapié en elegir la medicina adecuada para cada caso de la mano de un especialista. Se tendrán en cuenta las rutinas, horarios, fisiología, edad, género, etcétera de la persona aquejada.

Algunos tratamientos alternativos que no necesitan prescripción médica tienen un uso bastante extendido, si bien no son por ello menos adictivos y pueden acarrear efectos adversos. Conviene analizar bien las opciones de acuerdo a la idiosincrasia de cada persona.

151

«Pan para hoy, hambre para mañana»

El fármaco improvisado no es el mejor aliado del descanso. Conviene ser cauteloso con la automedicación o los consejos de los allegados o cercanos, ya que a medio plazo pueden resultar tratamientos contraproducentes.

En esta tabla se indica una lista resumida de la farmacología más utilizada para combatir el insomnio. La lista de este tipo de farmacología es masiva, dada la demanda en la población. Es una industria en auge. Todos estos medicamentos requieren tratamiento y supervisión médica. No se aconseja prolongar los tratamientos más allá de 3-4 semanas. Además, conviene empezar por la dosis más baja para analizar la evolución de la persona. Se aconseja no conducir ni utilizar máquinas pesadas por el posible efecto de somnolencia, aturdimiento o visión borrosa que puedan generar en algunos casos.

Tratamientos farmacológicos más utilizados para el insomnio		
Tipo de fármaco	Para qué se utiliza	Comentarios
Antihistamínicos H1 (Doxilamina, difenhidramina)	Conciliación del sueño. Tratamiento a corto plazo.	Se puede utilizar en adultos jóvenes, pero no es aconsejable en la tercera edad. Pueden generar alto grado de adormecimiento incluso al despertar.
Anticonvulsivantes (gabapentina, pregabalina)	Para inducir al sueño y prolongarlo.	Alivian el síndrome de las piernas inquietas. Presentan efectos secundarios: ganancia de peso, edemas, depresión y problemas renales.
Melatonina de liberación prolongada (MLP 2)	Reduce los despertares nocturnos y el tiempo de latencia del inicio del sueño.	No presenta secuelas tras el tratamiento. Recomendable en adultos mayores.
Benzodiacepinas (Flurazepam, lorazepam, lormetazepam, etc.)	Disminuyen el tiempo para iniciar el sueño y la duración. Reducen la ansiedad. Relajan la tensión muscular.	Se suele sentir cansancio diurno. Pueden generar ocasionalmente conductas agresivas o delirios. Aumentan el riesgo de alzhéimer en la tercera edad.
Hipnóticos no benzodiacepínicos (zolpidem, zopiclona, zaleplón, etc.)	Inducen al sueño fomentando la producción de GABA (el neurotransmisor «relajante»).	Son los más recetados por los profesionales de la salud, ya que presentan menos efectos secundarios y han sido ampliamente investigados. No suelen afectar a la memoria pero causan somnolencia. El tratamiento prolongado es poco eficaz.
Antidepresivos tricíclicos o ISRS (fluoxetina, citalopram, paroxetina, amitriptilina, imipramina, mirtazapina, etc.)	Se cuestiona si sirven realmente para el insomnio en personas que no tienen síntomas de depresión. Modulan la serotonina para mejorar el ánimo, la motivación y reducir el estrés y la ansiedad. Pueden reducir la fase del sueño REM.	Pueden interaccionar con antihipertensivos, tratamientos para la tiroides o para el párkinson. Pueden generar náuseas y pérdida de la concentración y de la libido. Según el caso, pueden generar aumento del apetito y tendencia a aumentar de peso.

(Continúa.)

Tratamientos farmacológicos más utilizados para el insomnio		
Tipo de fármaco	Para qué se utiliza	Comentarios
Doxepina (antidepresivo tricíclico)	A dosis de 3-6 mg se admite para tratar el insomnio. Mejora la duración del sueño.	Puede producir dolores de cabeza y somnolencia durante el día.
Neurolépticos sedantes	Se suelen usar para la psicosis y la esquizofrenia.	Se recomienda en personas de la tercera edad por los bajos efectos secundarios.
Otros antipsicóticos (quetiapina, olanzapina, risperidona)	Conciliar y prolongar el sueño.	No se recomienda en la tercera edad. Pueden generar aumento de peso o agudizar el síndrome de las piernas inquietas.
Gabapentina	Insomnio durante la rehabilitación de alcoholismo. Prolonga las fases del sueño no profundo.	Puede producir mareos y somnolencia. Puede generar dolor de cabeza.
Clometiazol	Insomnio en la tercera edad.	Se suele usar en hospitales. Puede generar problemas respiratorios.

El fármaco no lo hace todo

El insomnio no es únicamente una afección nocturna, sino también diurna. Por ello, cualquiera de los medicamentos utilizados contra el insomnio es más eficaz si se acompaña con una optimización de las pautas y el estilo de vida, la alimentación y la actividad física. Por otra parte, si hay otras enfermedades combinadas con el insomnio es posible que si se produce una mejoría de la enfermedad complementaria se alivie en paralelo el trastorno del sueño.

Fitoterapia. El poder sedante de las plantas

La fitoterapia es un tipo de terapia complementaria para conciliar el sueño que puede ser ventajosa. No obstante, hay que tener presente que el tratamiento con plantas no es inocuo. Si se nota un efecto es porque contienen principios activos que interaccionan con el organismo.

Las altas dosis de los componentes bioactivos de las plantas pueden ser contraproducentes e incluso, según los casos, interaccionar con las posibles pautas de tratamiento que se estén siguiendo frente a otras enfermedades. En general, hay que tener cuidado en el embarazo y si se administra a los niños. Mejor comprobar que no tenga efectos adversos si se padecen otras patologías.

Las tisanas tienen mucha popularidad. Algunas consiguen la sensación apaciguadora de la calma y relajación que invita al descanso. Según el tipo, mejoran el nerviosismo, controlan un estado de ansiedad o tienen un efecto sedante. Tanto la duración como la calidad del sueño pueden mejorar. La ventaja es que muchas veces se pueden combinar plantas diversas para reforzar su poder medicinal.

En la siguiente tabla se incluyen las más populares que se utilizan en infusiones.

154

Infusiones que contribuyen a conciliar el sueño		
	¿Cuál?	Propiedades
	Amapola de California (*Eschscholzia califórnica*)	Contiene alcaloides sedantes de acción suave. Calma el nerviosismo. Ayuda a la relajación, a inducir y a prolongar el sueño. Se puede tomar una infusión por la mañana y otra por la noche, 30 minutos antes de acostarse. También se toma en comprimidos.
	Camomila (*Chamaemelum nobile*)	Una infusión de camomila antes de acostarse durante algunas semanas ayuda a conciliar el sueño unos 15 minutos antes, según los estudios. Rico en antioxidantes naturales antiinflamatorios, apigenina (ansiolítico natural).
	Espino blanco (*Crataegus oxycantha*)	Contiene flavonoides, polifenoles, colina y otros principios activos. Puede generar taquicardias en dosis altas. Tiene buenas propiedades para el insomnio, pero es diurético y puede aumentar la diuresis nocturna (nocturia).
	Lavanda (*Lavandula angustifolia*)	Además de su aroma relajante, la flor de la lavanda seca se puede tomar en infusión. Mejora la digestión, baja la tensión arterial y es sedante. Contribuye a la producción de GABA.

(Continúa.)

Infusiones que contribuyen a conciliar el sueño	
¿Cuál?	**Propiedades**
Lechuga romana (*Lactuca sativa*)	Se basa en tomar una infusión a base de hojas de lechuga fresca. La lechuga romana tiene altos niveles de lactucina y lactucopicrina que estimulan la somnolencia. También contienen polifenoles como el ácido clorogénico y antioxidantes naturales. Presenta propiedades analgésicas (por su contenido en ibuprofeno). Aunque no hay ensayos estadísticos en humanos, en ratones parece generar una mayor relajación motora y cerebral.
Lúpulo (*Humulus lupulus*)	Contiene lupulina, un potente aceite esencial. Es antiinflamatoria y relajante. Se utiliza para las crisis de ansiedad o nerviosismo. La dosis es de una infusión con tres o cuatro racimos media hora antes de acostarse. Puede tener efectos diuréticos. Es incompatible con tratamientos para la depresión.
Melisa (*Melissa officinalis*)	Al igual que la lavanda, contribuye a la producción de GABA como tranquilizante. También ayuda a la digestión y a calmar los calambres estomacales.
Regaliz (*Glycyrrhiza glabra*)	Contiene flavonoides, cumarinas y otros componentes activos. Usado en la medicina ayurveda desde tiempos ancestrales por sus propiedades curativas (expectorante, antiinflamatorio, antiespasmódico). La dosis es una cucharada de café de la raíz en polvo en un vaso de leche fría. Se toma por la mañana en ayunas. No recomendado si se toman medicamentos para la tensión, insuficiencia renal o cardiaca, problemas hepáticos o diabetes.
Tagar o valeriana de la India (*Valeriana wallichii*)	Es una de las hierbas más potentes de la medicina Ayurveda tradicional. Ayuda a calmar el nerviosismo, la neurosis, el insomnio y el estreñimiento ocasional. Por su poder antioxidante contribuye a la limpieza del organismo. Se mezcla en infusión con valeriana y camomila diluidas en leche tibia antes de acostarse.

155

(Continúa.)

Infusiones que contribuyen a conciliar el sueño	
¿Cuál?	**Propiedades**
Tila (*Tilia platyphyllos*)	Es rica en vitamina C. Tiene efecto sedante y ansiolítico. Se toma una infusión media hora antes de acostarse. Hay que consumirla con moderación por su efecto diurético.
Valeriana (*Valeriana officinalis*)	Contiene valerenona con efectos ansiolíticos y otra gran variedad de principios activos (terpenos, esteroles). Aumenta la producción de GABA. Tiene propiedades antiinflamatorias, analgésicas y antiespasmódicas gracias al valenol. Relaja la musculatura. Puede causar cefaleas.

Otras plantas de efectos sedantes	
¿Cuál?	**Propiedades**
Ashawanda (*Withania somnifera*)	Es rica en alcaloides como la somniferina, anaferina o pseudotropina. Combate el estrés y es sedante. Prolonga las fases REM del sueño reparador. Se toma en dos dosis (mañana y noche). Puede afectar a las personas diabéticas o con problemas de tiroides.
Cannabis (Sativex)	Los efectos de los cannabinoides son complejos y variados. Los dos componentes activos que más se han estudiado, el tetrahidrocannabinol (THC) y el cannabidiol (CBD), se están utilizando en mezcla (Sativex, 2 mg de cada molécula) para el insomnio causado por dolor agudo. Lo aconsejable es empezar por una pulverización diaria unas pocas horas antes de acostarse hasta comprobar cómo reacciona el organismo.
Cimífuga (*Cimicifuga racemosa*)	Contiene flavonoides y triterpenos. Combate los trastornos del sueño asociados a la menopausia y calma otros malestares como sofocos, sudoración y nerviosismo. En algunos casos se ha alertado de casos con problemas hepáticos tras su consumo.

(Continúa.)

Otras plantas de efectos sedantes	
¿Cuál?	**Propiedades**
Grifonia (*Griffonia simplicifolia*)	Rica en un derivado del triptófano (el 5-HTP) para sintetizar serotonina y melatonina. Mejora la fase REM del sueño reparador, la ansiedad y el humor. Atenúa la agresividad. También se utiliza como antiespasmódico.
Hipérico o Hierba de San Juan (*Hipericum perforatum*)	Contiene componentes como la hipericina que contribuyen a mantener la serotonina. Es rico en melatonina para inducir el sueño. Es antidepresivo, ansiolítico y mejora el humor. Está contraindicado si tomas anticonceptivos o anticoagulantes como el Sintrom.
Huang-qin (*Scutellaria biacalensis*)	Contiene flavonas para tratar cefaleas y mejorar la actividad cerebral. Es antioxidante y antiinflamatoria. Contiene altas dosis de melatonina, por lo que puede ser inductora del sueño antes de acostarse.
Kava (*Piper methysticum*)	Contiene kavalactonas con propiedades sedantes para el insomnio. Es ansiolítico y puede combatir estos síntomas en la menopausia. Es relajante muscular, por lo que hay que evitarlo en tratamientos de párkinson. Se aconsejan 40-70 mg en tres tomas al día.
Pasiflora o flor de la pasión (*Passiflora incarnata*)	Contiene alcaloides, flavonoides y cumarinas. Reduce el estrés y favorece el sueño. Es sedante y antiespasmódica. Puede generar taquicardias en dosis altas.

157

Las dos caras de la moneda de los fitocannabinoides para el insomnio

Las diferentes variedades de plantas de *Cannabis* producen alrededor de quinientos fitocannabinoides distintos tanto en las variedades naturales como sintéticas. La cifra va en aumento a medida que se efectúan progresos sobre los compuestos producidos por estas plantas y sus efectos diversos en el ser humano.

La particularidad de los fitocannabinoides es que muchos de estos compuestos producidos en las plantas pueden interaccionar e incluso modular la actividad y efectos de los endocannabinoides que el propio cerebro produce de manera natural y endógena (como son la anandamida y el 2-araquidonilglicerol). Los endocannabinoides propios del cerebro que producimos los humanos cumplen funciones relacionadas con el sueño, la gestión del dolor, el apetito, la memoria y el aprendizaje, por lo que su interacción o modulación por los fitocannabionoides producidos en las plantas del *Cannabis* podrían generar efectos similares o incluso potenciadores de los efectos naturales que los endocannabinoides desempeñan.

El delta-9 tetrahidrocannabinol (THC, marihuana) es uno de los más populares para los consumidores. Si se consume regularmente, se observa que se reduce el tiempo para conciliar el sueño, pero disminuye el tiempo de la fase REM, lo que generaría dormir menos y levantarse menos descansado. Cuando el consumo es prolongado y elevado puede producir tolerancia, lo que lleva a aumentar las dosis para obtener el efecto de somnolencia.

A dosis altas de consumo prolongado se generan dificultades para dormir y sueño interrumpido. Por otra parte, los estudios de polisomnografía en los exconsumidores durante el periodo de abstinencia indican que disminuye el tiempo durmiendo, y la eficiencia y las fases NoREM y REM son más cortas.

Por su parte el cannabidiol (CBD) puede tener efectos terapéuticos para el insomnio. En particular, mejora las fases del sueño REM en personas con despertares nocturnos frecuentes.

Otras investigaciones de cannabinoides sintéticos como el dronabinol y la nabilona tienen efectos moduladores de la serotonina y alivian la apnea del sueño. La nabilona también reduce las pesadillas en personas con estrés postraumático y los trastornos del sueño producidos por dolores crónicos.

A medida que vayan generándose combinados naturales y sintéticos en el emergente mundo de la fitoterapia para el insomnio, se ofrecerán nuevas formas optimizadas para aliviar los problemas al dormir reduciendo los efectos secundarios.

Hay personas que optan por acompañar los tratamientos fitoterapéuticos con complementos alimentarios para reforzar el efecto. Los suplementos más populares se basan en minerales, vitaminas o aminoácidos.
Algunos muy utilizados se resumen en esta tabla:

¿Cuál?	Propiedades
Aminoácidos	Los complementos de aminoácidos como el triptófano, la glicina, la glutamina, la arginina y otros se han hecho populares tanto para mantener la vitalidad diaria y la regulación de la temperatura del cuerpo como para alcanzar el sueño más profundo rápidamente. También parecen reducir en algunos usuarios los síntomas de ansiedad, estrés y fatiga mental.
L-teanina	Es un aminoácido con propiedades sedantes y relajantes. Se extrae del té *Camellia sinensis*, el té verde y el té negro. Su efecto sedante proviene de su acción sobre el GABA para inducir la relajación y el descanso físico y mental. Combinado con probióticos para el insomnio (*Lactobacillus*) se potencia su efecto inductor del sueño.
Levadura de cerveza	Su efecto inductor del sueño viene derivado de su alto contenido en melatonina. Al igual que la L-teanina, la combinación con probióticos para el insomnio (*Lactobacillus*) potencia su efecto inductor del sueño.
Magnesio	Este micromineral suele ser muy abundante en multitud de alimentos (frutos secos, legumbres, verduras, semillas, lácteos), por lo que no suele presentar carencias. Sin embargo, hay especialistas que recomiendan tomar entre 200-400 mg en la cena para calmar el sistema nervioso y contribuir a la producción de GABA. Contribuye a conciliar antes el sueño, pero no a que la duración del sueño sea mayor. En las mujeres, alivia la ansiedad relacionada con el síndrome premenstrual. El magnesio también juega un papel en la relajación muscular, por lo que suele aliviar los síntomas del síndrome de piernas inquietas. Las dosis altas pueden generar calambres, náuseas y problemas intestinales. El magnesio es un elemento activo que puede interaccionar con algunos antibióticos y otros medicamentos.

159

(Continúa.)

¿Cuál?	Propiedades
Vitaminas del grupo B	Se ha comentado que la vitamina B6 se necesita para fabricar serotonina y melatonina. El resto del complejo vitamínico B (B1, B2, B3, B5, B9, B12) también desempeña funciones en el desarrollo, mantenimiento y funcionalidad del sistema nervioso. Entre otros, el complejo vitamínico B contribuye a mantener las conexiones de las neuronas y reforzar los nervios.

A veces se recomiendan suplementos de estas vitaminas para mejorar la calidad del sueño y el bienestar mental durante el día. Las dosis estándar suelen estar entre los 10-50 mg diarios.

Aunque es inusual, el abuso en el consumo puede generar hipervitaminosis por B5, B6 o B12 (trastornos neurológicos, dolores en las articulaciones, visión borrosa, diarrea, problemas gastrointestinales, formación de coágulos en la sangre).

En el apartado «Desayunar como un rey, cenar como un mendigo» se indican alimentos ricos en cada una de estas vitaminas. |

Técnicas soporíferas de ayer y hoy

Los problemas para dormir no son nuevos en la sociedad actual. Han acompañado a la especie humana desde que se tiene constancia en la historia. No hay más que pensar en los hombres primitivos que seguramente dormían con un ojo medio cerrado para estar alerta de posibles peligros en la vulnerabilidad de la noche.

Los enemigos del descanso nocturno han acompañado fielmente en la historia de la humanidad y han ido evolucionando en paralelo con los cambios en las formas de vida de las poblaciones.

La civilización egipcia ya conocía tratamientos para el insomnio en el 1600-1400 a. C. Además del vino y otras bebidas de fermentación alcohólica, utilizaban plantas medicinales como las semillas de amapola, la adormidera (de la que deriva el opio) y la belladona.

En la Grecia Antigua se preparaban pócimas hipnóticas y sedantes para curar enfermedades. La actividad onírica se encontraba entre la religión y la medicina, por lo que se creía que los sueños podían tener propiedades curativas. Los sueños también se consideraban generadores de profecías y se utilizaban como vehículo de conexión con el mensaje divino para prescribir remedios o encontrar soluciones a conflictos. El propio Homero en *La Odisea* establece las diferencias entre los sueños proféticos y los que carecen de sentido como dos puentes que conectan con el más allá en formas distintas.

 Los habitantes de la Antigua Roma se acostaban con la puesta de sol y se levantaban al amanecer para aprovechar al máximo la luz del día. El transporte para el abastecimiento de la ciudad se podía hacer únicamente en las horas de oscuridad, por lo que la contaminación acústica debía ser elevada. Se puede imaginar el bullicio de los carros tirados por animales atravesando las vías romanas en la nocturnidad.

Algunos romanos ilustres, escritores de aquella época, como Plinio y Marcial, hacen referencia a los ruidos de Roma que hacían difícil conciliar el sueño y dormir reposadamente.

 En la Antigua China el sueño se representaba por el yin y el yang. El yin está unido a la oscuridad y el descanso mientras que el yang representa la luz y la vigilia. Se cree 161 que el símbolo clásico del yin y yang se estableció por Fu Hsi (2900 a. C.). Desde tiempos ancestrales se utilizaban técnicas tradicionales como la acupuntura para aliviar los trastornos del sueño y conseguir el equilibrio yin-yang.

En la historia moderna y contemporánea, los episodios de los grandes conflictos bélicos del mundo han debido generar un gran número de trastornos del sueño, tanto por el estrés crónico adjunto al peligro inminente como por el desplazamiento forzado de muchas personas en busca de un lugar más seguro y con mejores perspectivas de supervivencia.

En paralelo, la investigación y los progresos respecto al estudio científico y médico del sueño se ha desarrollado exponencialmente. La máquina social que genera conflictos para dormir coexiste con la generadora de remedios para rendirse al sueño.

En la actualidad, a la lista de enemigos potenciales quitasueños se han añadido las nuevas formas de amenaza del mundo invisible de los microorganismos. Los microorganismos pueden generar epidemias y convierten a las personas en seres muy vulnerables frente a la incertidumbre frente a lo que no vemos. De hecho, en el siglo actual las estadísticas indican que el número de personas insomnes en el mundo no hace más que aumentar. Se han propuesto incluso definiciones específicas de trastornos ligados a una pandemia, como en el caso del «coronasomnio» asociado a la COVID-19.

Con todo ello, no es de extrañar que el número de remedios sugeridos para mejorar el descanso nocturno sea variado y numeroso. Algunas de estas estrategias tienen un uso extendido desde la medicina ancestral oriental hasta las nuevas propuestas de aplicaciones para teléfonos móviles. A continuación, se indican algunas de estas técnicas de uso extendido. El éxito no está asegurado al cien por cien.

La acupuntura. La acupuntura intradérmica para los tratamientos de insomnio tiene efectos beneficiosos. En algunos estudios se han comparado voluntarios que siguieron sesiones de acupuntura en puntos del cuerpo recomendados para el insomnio frente a varios que seguían tratamiento farmacológico con benzodiacepinas.

Los resultados estadísticos indicaban que ambos tratamientos tenían una eficacia similar, de acuerdo a los índices estándar de calidad del sueño. Las sesiones de acupuntura podían ser entre cuatro hasta veintiuna semanas y parecían tener una eficacia mayor en personas insomnes primarios en comparación con personas con insomnio crónico. Por otra parte, parece ser una terapia beneficiosa para la ansiedad, la angustia y los trastornos del ánimo que dificultan la calidad para dormir.

La auriculoterapia. Es una técnica de la medicina tradicional China particularmente eficaz. Consiste en identificar en la oreja los puntos específicos sensibles para conciliar el sueño. El principio de la técnica se basa en el hecho de que las zonas del pabellón auditivo se corresponden con diversos órganos del organismo, como si se tratara de un mapa en miniatura de todo el cuerpo. Una vez identificados estos puntos se aplican agujas o presión para aliviar posibles tensiones de diversas partes del cuerpo que estén impidiendo dormir bien.

Los masajes de la medicina tradicional ayurvédica. En la medicina ayurveda el insomnio se denomina «anidra». El insomnio se considera causado por un desequilibrio entre las «doshas», es decir,

Eficacia de la auriculoterapia en mayores de sesenta y cinco años

En un estudio publicado en 2017 en la revista *The Lancet* se comprobó que el tratamiento de siete puntos auriculares tres veces por semana de manera alternativa en cada oreja mejoraba el sueño y los trastornos depresivos en la mayoría de los participantes mayores de sesenta y cinco años. La duración del tratamiento fue de seis semanas.

las fuerzas de la naturaleza en el organismo. Son fundamentalmente tres:

✓ La que nutre las células del cerebro para dormir bien.
✓ La que crea la sensibilidad del sistema nervioso.
✓ La que controla las emociones, la espiritualidad, las decisiones y los deseos.

163

El desequilibrio entre las «doshas» genera disfunciones en el cuerpo que inducen al insomnio.

En la propuesta ayurvédica se busca recuperar el equilibrio entre estas tres fuerzas. Para ello, junto con las pautas para la higiene del sueño y los remedios fitoterapéuticos, se propone acompañar el tratamiento con la práctica del yoga y la meditación.

Además, se practican los masajes en la frente y la cabeza (*Shirodhara*) y en la planta del pie (*Padabhyanga*). En *Shirodhara*, *Shiro* significa cabeza y *Dhara* significa fluir. El tratamiento efectuado por un especialista se basa en colocar aceite medicinal o una decocción de hierbas en la frente del paciente. Se suele efectuar un masaje en la cabeza y la frente. Según la tradición, esta práctica equilibra las «doshas».

Otro tratamiento denominado *Abhyanga* se basa en un masaje con aceite de sésamo. El aceite de sésamo contiene sesamol como principio activo, potente antioxidante y eficaz para eliminar estos residuos. El aceite se aplica en cataplasma mezclado con hierbas sedantes para generar un bienestar mental y aliviar el estrés.

Las mantas con peso para dormir. Es una propuesta basada en dormir con mantas de gravedad que pesan entre seis y nueve kilos. Están hechas de algodón y rellenas de vidrio tratado. El principio general se basa en una terapia de integración sensorial en el que el peso de la manta distribuida sobre el cuerpo genera una presión leve sobre los músculos. Este efecto reduciría la producción de cortisol, que provoca vigilia, y aumentaría la liberación de serotonina, que induce al descanso y reduce la ansiedad.

Aunque las pruebas científicas no son unánimes respecto al resultado, algunos experimentos en personas con cuadros de ansiedad han demostrado que reducía el grado ansiolítico usando la manta pesada durante varias semanas. Otros estudios indicaron que su uso diario durante cuatro semanas mejoraba la calidad del sueño y la fatiga diurna. Los fabricantes aseguran que el grado de insomnio puede reducirse significativamente tras un año de uso.

En contrapartida, algunos detractores de este sistema indican que hay que tener cuidado con el uso de estas mantas en niños. El efecto adverso vendría por el peso de las mantas incompatible con el cuerpo en desarrollo y más vulnerable a dormir con peso en esta etapa de la vida. Algunos detractores del uso de este sistema afirman que los resultados no son concluyentes porque las muestras poblacionales utilizadas para los estudios eran pequeñas, por lo que las conclusiones podrían ser sesgadas.

La manta refrigerada. Se basa en un cubrecolchón que reduce la temperatura de la cama, sobre todo en épocas de temperaturas extremas. Tiene la ventaja de que aporta una comodidad adicional y aumenta la vida media del colchón. Además, al temperar la cama homogéneamente se contribuye a optimizar la temperatura óptima para dormir.

Esta manta está compuesta por un circuito interno de agua que se reparte uniformemente por todo el colchón. Si el calor ambiental es elevado, la manta permitiría acelerar la disminución de la temperatura corporal que se precisa para conciliar el sueño. Por el contrario, en épocas frías la manta se calentaría ligeramente para alcanzar la temperatura óptima en la cama.

Las opiniones sobre este sistema son variadas y poco unánimes. Para el que se lo pueda permitir, este *gadget* de cama climatizada a la carta puede ser una opción adicional para la higiene del sueño.

El *neurofeedback*. El *neurofeedback* es una técnica que utiliza un aparato de electroencefalografía para registrar la actividad neuronal y poder así modificar nuevas pautas en la vida diaria a través de la observación del comportamiento cerebral. La persona se conecta a unos electrodos en la cabeza que recogen el patrón de las ondas cerebrales según lo que se esté haciendo en ese momento. De esta manera, en un aprendizaje gradual se pueden corregir comportamientos o pensamientos en función del objetivo-recompensa.

Aunque esta técnica se utiliza sobre todo en niños con trastorno por déficit de atención e hiperactividad (TDAH) su uso se está extendiendo en los centros especializados del sueño con el objetivo de que la persona aprenda a relajarse para llegar a dormir.

Los trucos de la mente. Existen numerosos trucos para engañar a la mente que se pueden practicar en la cama para conciliar el sueño. Se basa en el principio de que los microsueños en las fases iniciales del sueño contienen imágenes aleatorias. Por consiguiente, se puede entrenar al cerebro para iniciar esa primera fase de duermevela a base de imágenes o mensajes variados y dispersos que distraen la mente para fomentar la preparación al sueño.

Uno de los trucos más extendidos consiste en juegos de palabras aleatorias. Se elige una letra al azar y se asigna una palabra que empiece con esa letra. A continuación se asigna una imagen a esa palabra hasta que se consiga relajar la mente.

La estimulación magnética transcraneal. Esta técnica se viene utilizando desde los años noventa fundamentalmente para el tratamiento de la depresión. Consiste en estimular específicamente zonas del cerebro de manera no invasiva. Para ello, se utilizan campos magnéticos aplicados sobre la cabeza que alcanzan unos pocos centímetros dentro del cerebro, como se ilustra en la figura esquemática.

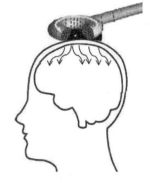

Los campos magnéticos estimulan la actividad eléctrica de las neuronas para optimizar su comunicación y sincronización. Su uso se ha extendido a otros trastornos entre los que se incluyen el síndrome de las

165

piernas inquietas y el insomnio. También se ha propuesto utilizar la electroestimulación para mitigar los trastornos del sueño en personas con alzhéimer. Estos pacientes presentan con frecuencia desequilibrios de los ciclos día-noche con insomnio nocturno y somnolencia durante el día. La electroestimulación puede incluso mejorar la actividad mental y memorística.

Eficacia de la estimulación magnética transcraneal en el tratamiento del insomnio

De acuerdo a los escasos análisis efectuados en diferentes ensayos con voluntarios con insomnio se observaba que tras seis meses de tratamiento en sesiones de tres veces por semana se puede obtener una eficiencia del sueño un 10% mejor tanto en la duración como en el efecto reparador de manera continuada.

---

166 El tratamiento de electroestimulación magnética transcraneal se puede combinar con otras terapias como la acupuntura o la melatonina sin que ello genere efectos secundarios aparentes.

No obstante, los expertos afirman que la técnica requiere la puesta a punto, ya que hay muchos factores intrínsecos a cada persona que pueden influir en el resultado, como es el número de sesiones, la intensidad, si se está siguiendo un tratamiento farmacológico, la edad, etcétera.

La interocepción. La interocepción incluye todas las sensaciones de las percepciones internas del cuerpo. Esta función se coordina desde el cerebro, ya que es el responsable de mantener el cuerpo saludable y descansado.

Gracias a la interocepción sentimos el triunvirato cuerpo-cerebro-mente conscientemente como una unidad. Si uno de estos componentes se desequilibra, se desequilibrarán todas las demás. De la misma manera, si efectuamos ejercicios, por ejemplo, para equilibrar desajustes en el cuerpo, seguramente se conseguirá también un mejor equilibrio mental y cerebral. Tan solo escuchando el corazón se puede contribuir al cuidado de la mente.

Como ejercicio sencillo, te invito a que te sientes cómodamente con los ojos cerrados e intentes captar los latidos del corazón sin que tus manos toquen el cuerpo durante un minuto. Si consigues oír tus latidos, e incluso contarlos, estarás haciendo una práctica interoceptiva. Recuerda el número de latidos obtenidos y compáralo con un recuento real tomando el pulso físicamente. ¿Coinciden ambos números? Es posible que el número de latidos captados con la mente no coincida con la realidad. Con la práctica se consiguen armonizar esas percepciones.

El diálogo del cerebro con las vísceras.

El cerebro es el que coordina las sensaciones físicas que incluyen desde las sensaciones de los órganos internos (pulmones, intestino, riñones, corazón, etcétera) hasta los reflejos, el hambre y la sed. Por ejemplo, nos dicta cómo llevamos la digestión o cómo estamos respirando.

167

Una forma de mejorar la interocepción es con el ejercicio físico porque se consigue escuchar, entender e interpretar los cambios físicos del cuerpo más fácilmente.

Los científicos apuntan a que la interocepción podría ser una nueva vía para poner el cuerpo y la mente en sintonía. Así, la utilización de la actividad interoceptiva está en auge para tratar algunas enfermedades como la ansiedad, la depresión, los trastornos de la alimentación, la fatiga crónica y el autismo.

Aunque aún no existen evidencias suficientes para el insomnio, mi intuición me dice que el entrenamiento interoceptivo podría ser de gran utilidad.

Ejercicios interoceptivos como ansiolíticos

Un estudio reciente publicado en la revista *The Lancet* indica que el entrenamiento interoceptivo durante tres meses cura los problemas relacionados con la ansiedad en un 31 % de los casos.

Aplicaciones de los teléfonos móviles. El mercado de aplicaciones para mejorar el descanso nocturno es amplio y variado. Las hay desde bibliotecas con sonidos relajantes o técnicas de meditación en la cama hasta las que registran la forma de dormir. Se promocionan indicando que de esta manera se consigue un «sueño inteligente», es decir, conocer mejor en qué consiste el problema de sueño en cada persona.

Una de las aplicaciones más populares se basa en un reloj que monitoriza los ciclos de sueño, utilizando un despertador inteligente para conocer en qué momento es óptimo despertarse. También registran si se ronca o no. Otras variantes incluyen múltiples herramientas para optimizar el horario para acostarse y levantarse.

La última novedad fomenta un estado alterado de conciencia psicodélico cercano a la meditación profunda usando secuencias de luz estroboscópica. El principio de la luz estroboscópica consiste en emisiones de destellos de luz breves que se suceden rápidamente. Se suelen usar en señalética para, por ejemplo, advertirnos de algún peligro.

El uso de luces estroboscópicas para generar efectos en el cerebro se viene usando desde hace décadas en técnicas de luminoterapia. Se basan en el principio del efecto de la luz en el cerebro que induce actividad en las neuronas, regula las emociones y actúa en los parámetros del sueño y la vigilia.

En las aplicaciones actuales vanguardistas se está aprovechando la luz que se genera a partir de la linterna del teléfono para emitir destellos leves que se suceden rápidamente hasta que el observador alcanza un estado psicodélico. Estos estados facilitan la actividad cerebral de ondas lentas y la reducción de las ondas rápidas del cerebro para inducir al sueño. En contrapartida, el uso de la luz estroboscópica para el insomnio se desaconseja a personas con epilepsia, fotosensibilidad o a menores de edad.

4

El intestino y la alimentación para dormir

Educa a tus hijos con un poco de hambre y un poco de frío.

CONFUCIO

El intestino: aliado del descanso nocturno

No hay buen sueño con malas tripas

En mi libro *Pon en forma tu cerebro*, de Roca Editorial, hablaba en sentido figurado del intestino como «el segundo cerebro». El intestino es un órgano fascinante y maravilloso que hemos descubierto en épocas recientes como el gran aliado (o enemigo en algunos casos) de la cabeza. En aquel entonces, en el libro afirmaba que «No hay buena cabeza con malas tripas». Ahora podríamos extrapolarlo a «No hay buen sueño con malas tripas».

Cuando el intestino no funciona correctamente el cerebro puede sufrir trastornos de todo tipo, incluyendo el insomnio. Se sabe que una mala alimentación genera desequilibrios en el funcionamiento del intestino que afectan a la salud del sueño. Recíprocamente, los trastornos del sueño desembocan en un mayor riesgo de desarreglos intestinales. Por añadidura, si nos privamos de dormir bien marcaremos en unos días cambios significativos en la forma de comer y las preferencias de alimentos.

El tubo digestivo es poco vistoso, ya que se basa fundamentalmente en un largo conducto algo sucio por dentro. Sin embargo, cuando se analiza con detalle se observa que presenta su propio sistema nervioso compuesto por unos doscientos millones de neuronas. Ade-

Dormir mal te incita a preferir la comida basura

Si la calidad del sueño es baja, se tiene tendencia a comer peor con mayor atracción hacia la comida rápida ultraprocesada, desregulando los ciclos del apetito y la saciedad y entrando en un círculo vicioso de mala alimentación con peor descanso. Las demostraciones científicas indican que cuando las personas reducen el sueño nocturno a 4 horas durante cinco noches seguidas muestran mayor antojo por la bollería y los dulces frente a alimentos saludables como las verduras, los cereales y las frutas. Estas tentaciones por la comida poco saludable revierten durmiendo lo suficiente en los días siguientes.

más, alberga una ingente cantidad de miles de millones de bacterias y otros microorganismos (virus, levaduras, hongos) que son en realidad los verdaderos artífices de que la comida sea una aliada de la salud. El conjunto de microorganismos denominado microbiota intestinal ha convivido con los seres humanos desde sus orígenes. La microbiota intestinal sintetiza nutrientes esenciales para el cerebro (vitaminas B y D, ácidos grasos de cadena corta, precursores de los neurotransmisores). Además, comunica activamente con el sistema inmune, controlando el riesgo de enfermedades neurológicas, gastrointestinales e inflamatorias.

Microbiota para la vida

Sin la microbiota que adquirimos al nacer y coloniza el organismo no sobreviviríamos. Seguramente tampoco podríamos conciliar el sueño.

Los conceptos emergentes de la cronobiología apuntan a que los relojes circadianos, tanto del cerebro como de los órganos internos, están sincronizados y regulados por los ciclos luz-oscuridad, por los factores ambientales y por la ingesta alimentaria:

✓ El cerebro se sincroniza con el sistema entero recibiendo directamente la luz que incide en el ojo y estimulando sus relojes internos (el núcleo supraquiasmático y la glándula pineal). Sería el director de orquesta del organismo.

✓ El alimento sincroniza la periodicidad de las vísceras del cuerpo con independencia de la incidencia de luz. Las tripas no «ven» directamente la luz, ya que viven en un entorno en la oscuridad permanente. Algunos órganos encargados de digerir y metabolizar la comida, como el estómago, el epitelio intestinal, el hígado, la grasa, el páncreas y el propio músculo, se ponen en marcha a partir de las señales de la digestión tras la ingesta. Se sabe que las señales del reloj periférico del cuerpo, es decir, del conjunto de estímulos que rigen la actividad de los órganos internos, provendrían principalmente de los metabolitos que la microbiota intestinal fabrica. Se podría decir que la microbiota es la directora de la coral que acompaña a la orquesta.

En esta figura se resumen los pilares básicos de la regulación cronobiológica. El cerebro y el intestino (representado por la flora bacteriana) serían los grandes gestores de la sincronización del organismo según las condiciones de luz y acceso al alimento. El resto de órganos esenciales del cuerpo se coordinarían para gestionar la actividad fisiológica, la digestión y la acumulación de fatiga diurna que nos prepara para dormir.

171

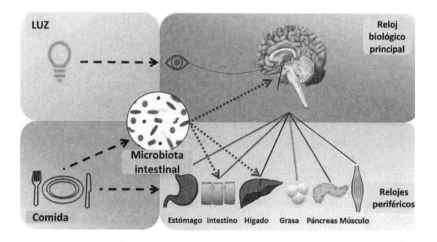

Adaptado de: Brittany y colaboradores (2020), *Sleep medicine reviews.*

El círculo vicioso nocivo se inicia cuando se alteran los ritmos circadianos del cuerpo como consecuencia, por ejemplo, de no respetar los horarios de las comidas. Los desajustes de horarios afectarán al equilibrio y comportamiento de las bacterias intestinales generando desequilibrios. Al desestabilizar la microbiota intestinal se desencadenará una desregulación de los relojes internos de las vísceras (hígado, riñón, páncreas, etcétera). Como consecuencia del mal funcionamiento de los órganos de la digestión, las digestiones se harán más lentas e irregulares. Todo ello desembocará en desequilibrios metabólicos e inflamación, cerrando así el círculo vicioso.

El mundo vivo de la tripa

Una gran parte de los microorganismos intestinales están representados por grupos de bacterias de especies distintas que se clasifican según su patrón genético.

En el ser humano existen ocho filotipos principales que reciben nombres distintos. Los más abundantes son las bacterias del tipo *Firmicutes* y las *Bacteroidetes*. Entre las personas compartimos aproximadamente un 40 % de las bacterias, pero cada intestino tiene su impronta propia.

La identidad de la microbiota intestinal

La microbiota intestinal puede ser muy distinta entre las personas. Cada individuo tiene un perfil personalizado de microorganismos, y difiere de otros en aproximadamente un 50 %. «Los perfiles bacterianos se asemejan más según el código postal que el código genético.» Es decir, la microbiota será más similar entre personas que cohabitan que entre hermanos de sangre que viven separados por largas distancias. El contexto medioambiental, las emociones, la dieta y el estilo de vida son fundamentales.

Hay tipos bacterianos más favorables, ya que son más abundantes en las personas sanas, y otros tipos que se consideran menos favorables e incluso nocivos porque cuando proliferan se desencadenan enfermedades. Mucho va a depender del microambiente en el que habiten y cómo interaccionen las bacterias entre sí. Mantener una microbiota rica, variada y equilibrada es fundamental.

No hay dos intestinos iguales, ni siquiera el propio es idéntico siempre. Los perfiles microbianos son específicos para cada persona y evolucionan, entre otros muchos factores, con la edad, el estilo de vida, los tratamientos farmacológicos y el contexto social y ambiental.

En particular, los tres primeros años de vida son esenciales para establecer la flora bacteriana propia. Desde el momento del parto (por cesárea o parto natural), la lactancia, el lugar de residencia, la base de la primera alimentación, el afecto o el contacto social se establecen los pilares de la impronta bacteriana intestinal futura que nos acompañará toda la vida.

A modo de ejemplo he incluido una figura hipotética estándar de cómo han podido evolucionar los perfiles bacterianos intestinales a lo largo de mi vida. Nací de parto natural, me alimentaron con leche materna durante más de seis meses y seguí una dieta omnívora toda la vida. No estoy bajo tratamiento farmacológico. Aún no he llegado a la tercera edad, pero si llegara a esa etapa de mi vida la flora bacteriana seguiría evolucionando para adaptarse a los cambios.

173

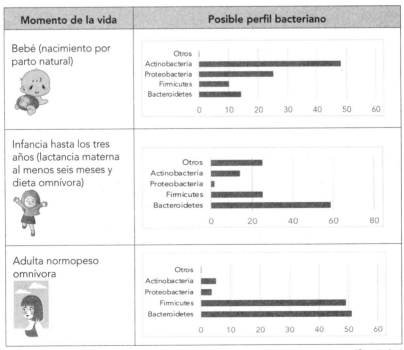

(Continúa.)

Momento de la vida	Posible perfil bacteriano
Tercera edad	Otros, Actinobacteria, Proteobacteria, Firmicutes, Bacteroidetes — escala 0 a 60

Para fomentar la salud del intestino y la flora intestinal es esencial tener en cuenta los factores fundamentales que influyen en su equilibrio fisiológico. Tanto el tipo de dieta como la actividad física, el estado anímico y el estilo de vida determinan la evolución de los perfiles bacterianos a medio y largo plazo. Por otra parte, algunos parámetros pueden generar cambios en la microbiota intestinal en unos pocos días, como es el caso de una enfermedad, el insomnio crónico, los tratamientos farmacológicos, los cambios de residencia o adquirir una mascota.

En la siguiente figura se resumen los factores más influyentes en los cambios de la microbiota intestinal a largo plazo.

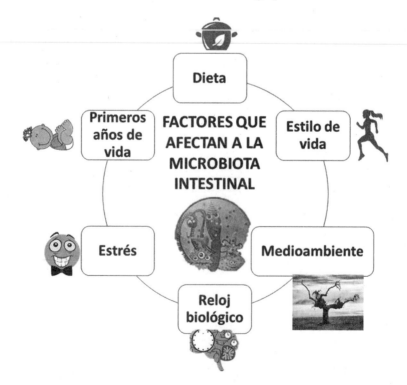

Hay datos científicos sorprendentes respecto a cómo podemos alterar los perfiles microbianos intestinales en poco tiempo y hasta qué punto las bacterias intestinales «conectan» y dependen de lo que comamos, sintamos y hagamos.

Algunos estudios científicos están empezando a demostrar la importancia del bienestar de las tripas para el óptimo rendimiento intelectual y el equilibrio emocional. Para entender mejor el impacto, se relatan a continuación algunas evidencias curiosas:

✓ Se efectuó una investigación en estudiantes universitarios que seguían una alimentación y un estilo de vida saludables. Se les invitó a seguir durante una semana una dieta a base de comida ultraprocesada a su antojo. Se observó que tan solo unos pocos días siguiendo esta dieta eran suficientes para cambiar drásticamente sus perfiles microbianos intestinales. Además, los estudiantes manifestaban tener peor rendimiento académico, se sentían más aturdidos, tenían antojos por alimentos basura a deshoras y dormían peor.

✓ En una investigación realizada en corredores de la maratón de Boston se comprobó que los perfiles bacterianos del intestino se modificaban ligeramente antes y después de la carrera. Estos cambios se asociaron con la necesidad de metabolizar más rápidamente algunas moléculas que se acumulan con el ejercicio intenso y que se deben eliminar, como es el caso del ácido láctico.

✓ En una investigación en la que se analizaron los perfiles de la microbiota intestinal de personas que viajaban mucho y padecían *jet lag* se observó que proliferaban las bacterias *Firmicutes*. Sin embargo, cuando estos incansables viajeros volvían a un ritmo normal de sueño las bacterias volvían igualmente a niveles estándar.

Si quieres saber más sobre los parámetros circunstanciales que influyen en la microbiota intestinal puedes acudir a mi libro *Pon en forma tu cerebro*, de Roca Editorial, donde se explican los tipos de bacterias, cómo influyen en el cerebro y qué alimentos y probióticos afectan al bienestar mental y emocional. También podrás acceder a muchos artículos al respecto en mi blog www.raquelmarin.net.

175

Los microbios intestinales y la fábrica
de moléculas para el sueño

El intestino tiene una estrecha conexión con el cerebro en un doble sentido denominada el eje intestino-cerebro. Esta vía de comunicación permite que se puedan sincronizar según su estado. Por ejemplo, cuando experimentamos un estado de ánimo alterado lo acusamos en la actividad intestinal, incluso modificando nuestras pautas alimentarias y teniendo antojos por alimentos inusuales. Lo contrario también ocurre: cuando el intestino no presenta una óptima digestión y funcionamiento se acusa en la función cerebral y en el descanso nocturno.

Apnea del sueño y microbiota intestinal

Las bacterias también nacen y mueren mientras dormimos, y se comportan de manera distinta según la forma de dormir. Hay estudios recientes que indican que los perfiles microbianos intestinales se modifican con las apneas del sueño de manera crónica durante al menos seis semanas si no se corrige la apnea.

La microbiota intestinal desempeña funciones esenciales produciendo y metabolizando nutrientes para el cerebro. Asimismo, fabrica parte de los neurotransmisores (como la serotonina y el GABA) que las neuronas del cerebro utilizan para comunicarse entre ellas.

La **serotonina** es un neurotransmisor que se genera a partir del triptófano. El 90 % de la producción de la serotonina se realiza en el intestino, sobre todo gracias a los grupos de bacterias *Firmicutes* y *Proteobacteria*. Regula gran parte de nuestro estado anímico, por lo que, si las tripas están felices, producirán la serotonina adecuada y el ánimo estará más alto.

Este neurotransmisor es un gran aliado del día y sus niveles más altos coinciden con las horas de mayor luz. Por la noche, la producción de serotonina disminuye para favorecer la conciliación del sueño, por lo que es el momento de mayor vulnerabilidad a la melancolía y el desánimo. Durante la noche se alcanzan los niveles más bajos de serotonina durante las fases REM del sueño coincidiendo con el momento que más sueños se tienen.

Cuando la producción de serotonina está desregulada (excesivamente alta por la noche o muy baja durante el día) se generan problemas para dormir bien. Las personas con cuadros depresivos que se quejan con frecuencia de insomnio se suelen tratar con moduladores de la serotonina para paliar la depresión. Por ello, con la farmacología antidepresiva puede que no se recuerden los sueños por la interferencia de la serotonina en la actividad de la fase REM.

La serotonina para bien dormir

Algunos remedios sencillos para optimizar los niveles de serotonina de manera moderada incluyen:

✓ Tomar unos 15-20 minutos de sol al día sin protector solar.
✓ Hacer ejercicio físico moderado o practicar la meditación y los ejercicios mente-cuerpo.
✓ Fomentar los alimentos ricos en L-triptófano. Estos incluyen cereales, arroz, frutos secos y semillas, legumbres (lentejas, garbanzos), pescados (atún, salmón), frutas (plátano, piña, kiwi, ciruela, melón), carnes (pollo, vaca, cordero) y verduras de hoja verde (espinaca, acelga). No obstante, el mero hecho de consumir estos alimentos no asegura tener efectos inmediatos sobre el descanso.

El **GABA** (ácido gamma-aminobutírico) es otro neurotransmisor aliado con el buen dormir. Se produce principalmente en las neuronas y sorprendentemente en el páncreas. Es una molécula calmante y actúa contrarrestando el efecto activador de otras moléculas excitadoras como la adrenalina, la noradrenalina y la dopamina. Ayuda a relajar el cuerpo y la mente, además de tener cierto efecto ansiolítico y regulador de la hiperactividad.

Indirectamente, el GABA es un inductor al sueño y al descanso. En las personas insomnes o con alteraciones del ánimo tiene niveles de hasta un 30 % por debajo de los niveles normales. Cuando se administra GABA se atenúan las ondas beta de actividad intelectual alta y se aumenta la producción de ondas de menor frecuencia para el descanso de la mente. La dosis de GABA recomendada es de 500-1.000 miligramos una hora antes de acostarse.

El tratamiento con GABA se combina a veces con **taurina** (500-1.000 miligramos al día) para incrementar el efecto sedante. El organismo produce taurina de manera natural pero no todas las personas la producen en la misma cantidad. La taurina es una molécula que se utiliza como estimulante en las bebidas energéticas. Aunque no tiene buena prensa por sus efectos adversos a dosis altas, la taurina a dosis controladas contribuye a modular el GABA y a bajar los niveles de adrenalina, lo que fomenta el nerviosismo.

GABA en los alimentos

El GABA se sintetiza en el organismo a partir del ácido glutámico. Algunas bacterias del intestino (*Firmicutes* y *Actinobacteria*) transforman el glutámico en GABA a partir del alimento. Algunos alimentos ricos en ácido glutámico son:

- Las carnes magras (de aves como pollo, pavo, de cerdo y de conejo).
- Los pescados (bacalao, rape, salmón).
- Los huevos, las semillas de sésamo, los quesos frescos y curados.
- Los fermentos lácticos (yogur natural, kéfir, cuajada, etcétera), ya que estimulan las bacterias de la fermentación láctica que fabrican GABA.

Una receta óptima de neurotransmisores para el descanso nocturno sería tener menos serotonina y más GABA por la noche. Pero no se recomienda en ningún caso efectuar tratamientos por cuenta propia. Siempre conviene la supervisión médica.

El intestino produce melatonina

La melatonina es la hormona que regula el sueño por excelencia. Participa en el equilibrio del ciclo día-noche, por lo que puede ser útil para personas que padecen insomnio por estar cambiando su reloj biológico con frecuencia por trabajo o viajes. La melatonina se produce fundamentalmente en la glándula pineal del cerebro en las fases de oscuridad.

El intestino es un serio competidor de la glándula pineal en la producción de melatonina. Las células del intestino contienen esta hormona en abundancia si bien en el intestino la producción no cambia durante el día. La melatonina intestinal se fabrica por las bacterias que transforman el L-triptófano de la dieta en serotonina y melatonina.

El proceso de síntesis a partir del triptófano de los alimentos es el siguiente:

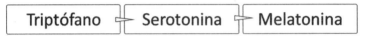

Tratamiento con L-triptófano como terapia

Como el triptófano es el precursor tanto de la serotonina como de la melatonina, se suele utilizar en los tratamientos para inducir el sueño. La dosis habitual es 1-2 gramos una hora antes de acostarse. Conviene combinarlo con 200-400 miligramos de magnesio, 10-50 miligramos de vitamina B6 y 0,5-1 miligramos de vitamina B12 para que el triptófano se convierta en serotonina y después en melatonina. La insulina también estimula el metabolismo del triptófano, por lo que la toma se puede combinar con algo de carbohidratos procedentes de zumo de frutas, leche de frutos secos, cereales, etcétera.

La melatonina en el intestino efectúa otras funciones que no están únicamente relacionadas con conciliar el sueño, sino con la movilidad del tracto intestinal, la inflamación y el metabolismo.

Esta molécula tiene un impacto significativo en el comportamiento de la microbiota intestinal. Se sabe que cuando se suministra melatonina al organismo se regulan los ritmos diurnos de las bacterias del intestino y en el metabolismo y se mejora la digestión. En este sentido, algunos experimentos efectuados en ratones demostraron que el suministro de melatonina mejoraba la digestión de las grasas saturadas. Estos ratones con suplementos de melatonina exhibían perfiles bacterianos saludables incluso cuando seguían dietas ricas en grasas poco saludables, reduciendo el riesgo de obesidad y diabetes.

Los suplementos de melatonina más recomendables son las píldoras sublinguales o en gotas (2-4 miligramos al día, una hora antes de acostarse y siempre a la misma hora). Conviene que sea melatonina pura más que de origen vegetal o animal. Combinada con vitamina B6, triptófano o valeriana potencia su efecto inductor del sueño.

¿Melatonina como probiótico?

La melatonina podría ser una candidata a convertirse en probiótico para mejorar la microbiota intestinal. Los científicos consideran particularmente interesante que el suministro de esta hormona aumente en el intestino los niveles de la bacteria *Akkermansia muciniphila*. Esta bacteria se considera prometedora como adelgazante y antienvejecimiento. Los niveles de *Akkermansia* suelen estar más altos en personas longevas y más bajos en obesidad y diabetes tipo II.

Se ha propuesto suministrar 3 miligramos de melatonina antes de acostarse para reducir los dolores intestinales en el síndrome del colon irritable, aliviar la inflamación y mejorar la digestión de las grasas.

¡Así se come, así se duerme!

El metabolismo y la digestión dependen del reloj biológico interno. Lo que se come y se bebe y en qué horarios se ingieren tiene un impacto directo en la forma de dormir. La buena dieta es un gran aliado de la calidad del sueño, como un goteo paulatino de bienestar que se establece durante el día para llenar la alforja del perfecto descanso nocturno. El tipo de dieta elegida determinará la forma de dormir después.

Dieta mediterránea en tu mesa y en tu cama

La base fundamental para la alianza del sueño con los alimentos se basa en centrarse en la calidad general de la dieta más que en tomar un tipo de alimento en particular.

Cuando se decide seguir la dieta «X» para mejorar la salud, lo que realmente beneficia al organismo es la eliminación de aquellos alimentos poco saludables con la nueva dieta siguiendo la dieta (ultraprocesados, precocinados, bollería y repostería, refrescos, exceso de sal) más que lo que se añade. Mi lema es «menos es más».

Las estadísticas indican que el consumo elevado de grasa y bajo en verduras, pescados y fibra alimentaria se asocia con trastornos del sueño. Este tipo de pautas alimentarias son más comunes en las zonas urbanas, predominando los alimentos ricos en proteínas y grasa total con menor consumo de fibra. Estas dietas suelen provocar una baja eficiencia del sueño y más despertares nocturnos.

Algunos expertos estudiosos del sueño y la alimentación, como la profesora Marie-Pierre St-Onge de la Universidad de Columbia, en Estados Unidos, afirman que «hay que enfocarse en la calidad general de la dieta para beneficiarse en el sueño». Sus investigaciones concluyen que los carbohidratos de asimilación sencilla (por ejemplo, un vaso de zumo de fruta) y los carbohidratos complejos (por ejemplo, arroz y pasta integral) proporcionarían un nivel de azúcar en sangre más estable y fibra necesaria para descansar mejor durante toda la noche. La proporción de nutrientes sugerida para conciliar el sueño es de 10 % proteína, 10 % grasa y 80 % carbohidratos. Cuando la proporción es de 56 % proteína, 22 % de carbohidratos y 22 % de grasa se reducen los despertares nocturnos.

La dieta mediterránea es óptima para el funcionamiento cerebral y es también neurosaludable para dormir bien. Esta dieta se basa en un consumo abundante de verduras, frutas, legumbres, granos y semillas, frutos secos, panes de cereales integrales de grano entero, pescado y carne magra con moderación, lácteos, huevos, aceite de oliva y muy poca carne roja. Incluye beber al menos dos litros de agua diarios.

En el siguiente gráfico se indican las proporciones de cada grupo de alimentos de la dieta mediterránea estándar. Abundan los productos del mar, las verduras, las frutas, los frutos secos y semillas, seguidos de legumbres, panes y cereales integrales, carnes magras, lácteos y huevos.

PROPORCIÓN SEMANAL DE LA DIETA MEDITERRÁNEA

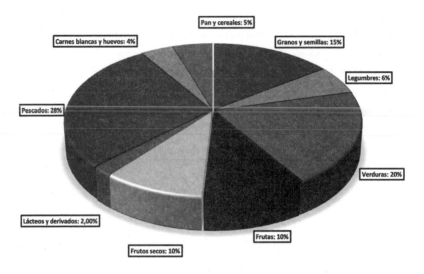

Pan y cereales: 5%

Carnes blancas y huevos: 4%

Granos y semillas: 15%

Legumbres: 6%

Pescados: 28%

Verduras: 20%

Lácteos y derivados: 2,00%

Frutas: 10%

Frutos secos: 10%

Fuente: Marín R., *Pon en forma tu cerebro* (2019), Roca Editorial.

La dieta mediterránea contribuye a mantener el cerebro «bien alimentado» porque aporta los nutrientes, minerales, vitaminas, grasas esenciales y las grasas aliadas del cerebro. Además, es rica en fibra para el equilibrio de la microbiota intestinal. De esa manera, tanto el reloj biológico principal como el intestinal se potencian para dormir bien y estar descansado.

La adhesión a la dieta mediterránea fomenta la calidad del sueño y la longevidad cerebral

Algunas investigaciones efectuadas en una gran cohorte de población europea entre sesenta y cinco y setenta y cinco años demostraron que la adhesión a la dieta mediterránea mejoraba sustancialmente el sueño tanto en calidad como en cantidad. Asimismo, se considera la dieta ideal para tener un cerebro longevo y saludable, e incluso contribuye a revertir algunos signos de enfermedades neurodegenerativas.

Con microbios me acuesto, con microbios me levanto

Elegir qué comer, cuánto y a qué hora es esencial para el equilibrio del metabolismo. No siempre se engorda por la cantidad ingerida, sino también por el momento del día en el que se ingieren los alimentos.

En este sentido, el concepto emergente de **crononutrición** se basa precisamente en combinar el tipo de comida con el horario ideal para tomarlo. De esa manera, se optimiza el reloj interno de los órganos para la digestión, el cerebro, el sistema cardiovascular y la microbiota intestinal, que metaboliza muchos de los productos ingeridos.

Hay que tener muy en cuenta que los ciclos circadianos día - noche se sincronizan con la flora intestinal. Se calcula que aproximadamente el 60 % de las bacterias intestinales siguen ritmos oscilatorios de 24 horas con niveles más altos o más bajos dependiendo de la hora del día. Como son seres vivos tienen sus horarios preferenciales de alimentación en la rutina día - noche según el tipo bacteriano. El trabajo metabólico diferencial que efectúen con la comida será más o menos eficaz coincidiendo su mayor o menor abundancia a lo largo del día.

De los ocho tipos bacterianos más frecuentes en el intestino, los tres tipos más importantes y abundantes son *Firmicutes, Bacteroidetes* y *Verrucomicrobia*. Todos ellos compiten por el alimento en un equilibrio biológico. Las poblaciones de estos grupos bacterianos fluctúan 24-48 horas dependiendo del momento del día o de la noche. Si la alimentación no se sincroniza con las fluctuaciones de las especies de la flora intestinal, se las puede «matar de hambre» o por el contrario darles excesivo sustrato que digerir cuando la población bacteriana está mermada.

En este gráfico puedes ver cómo varían sus niveles de la noche y el día.

183

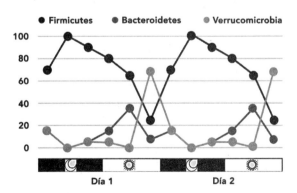

Fuente: Chen, C.-Q., y colaboradores: World J Gastroenterol (2001).

Las bacterias *Firmicutes* y *Verrucomicrobia* se fomentan con alimentos ricos en fibra (legumbres, frutos secos, semillas, cereales, verduras, frutas), mientras que las *Bacteroidetes* metabolizan los carbohidratos de asimilación lenta.

De acuerdo con este patrón, los carbohidratos se asimilarían mejor a última hora del día con las *Bacteroidetes* más altas, mientras que la fibra sería preferible tomarla a primeras horas del día coincidiendo con la mayor producción de las *Firmicutes* y las *Verrucomicrobia*.

Desayunar como un rey, cenar como un mendigo

Para sincronizar la nutrición con los ciclos del intestino, la crononutrición indica que hay una serie de parámetros esenciales.

Algunas pautas son poco saludables, ya que rompen la armonía de la flora intestinal y aumentan el riesgo de desajustes del metabolismo y la digestión. Las esenciales son:

1. La irregularidad de las comidas (comida rápida porque no hay tiempo para cocinar, comer siempre fuera «según pille», etcétera).
2. La frecuencia (excesivo espacio entre ingestas o, al contrario, estar siempre «picando» entre horas).
3. El horario (saltarse el desayuno, cenar tarde).

Se sabe que estos tres factores influyen en que se engorde sin justificación aparente o se tenga problemas para dormir.

> ### Saltarse el desayuno y almorzar comida rápida empeora la calidad del sueño
>
> Un estudio elaborado en Japón con más de tres mil trabajadoras concluyó que aquellas que se saltaban el desayuno y comían irregularmente (comida rápida de tallarines con bajo contenido proteico) tenían más dificultades para dormir.

Como recordatorio de la importancia de seguir el reloj biológico alimentario para tener el peso ideal puede ser de utilidad el esquema que se ilustra a continuación.

**Recuerda respetar los ciclos biológicos
para el peso saludable y el sueño reparador**

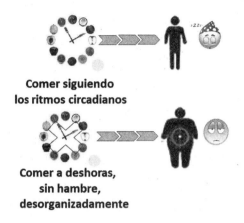

**Comer siguiendo
los ritmos circadianos**

**Comer a deshoras,
sin hambre,
desorganizadamente**

De acuerdo a los expertos en neuronutrición, un programa dietético como el que se comenta a continuación contribuiría a dormir bien.

Al desayunar. Los expertos en nutrición coinciden que el desayuno es un momento esencial que marca el ritmo vital y la manera en la que se duerme por la noche. Es fundamental desayunar sin prisas, dedicando unos minutos a tomar alimentos ricos en fibra, carbohidratos y proteínas.

En relación al contenido del desayuno se tiene tendencia a aconsejar de preferencia los carbohidratos de asimilación lenta (frutos secos, cereales, panes integrales, lácteos). Si no hay hambre, siempre se puede compensar con un batido energético que combine frutas, granos o cereales y lácteos.

185

¿Saltarse el desayuno hace engordar?

Aunque a veces se ha afirmado que saltarse el desayuno contribuye a engordar, los estudios científicos no son concluyentes en este sentido. Lo que sí parece demostrado es que tomar un desayuno saludable fomenta patrones alimentarios más saludables a lo largo del día, lo que a medio plazo mejora el metabolismo.

A lo largo del día. Sobre la frecuencia de las comidas a lo largo del día tampoco hay un dogma general. Desde luego no conviene comer sin hambre o comer siempre lo mismo de manera monótona. Los tentempiés a base de frutos secos, semillas o alguna pieza de fruta son bienvenidos.

Respecto al almuerzo, es el momento ideal para los alimentos más proteicos, ricos en fibra, depurativos, y antioxidantes, como las carnes magras, las legumbres, los arroces, los huevos, las verduras variadas y coloridas (espárragos, alcachofas, brécol, calabaza, maíz, espinacas, lechuga, remolacha, etcétera) y los pescados azules.

Es el momento ideal para los alimentos ricos en tirosina (es el precursor de la dopamina, el neurotransmisor de la motivación) y colina (para fabricar acetilcolina, el neurotransmisor de la memoria y del movimiento de la musculatura motora).

También contribuirán a tener un cerebro energético los nutrientes ricos en yodo, calcio, potasio, selenio y vitaminas (A, B, C, D y E).

Por otra parte, la buena hidratación es esencial. El cerebro es muy sensible a la pérdida de agua. Conviene beber regularmente durante el día, ya que se aconseja que se consuman unos dos litros de agua al día (incluso en la tercera edad).

186

En la cena. Con respecto a la cena es preferible que sean ligeras. El refranero popular dice que «De grandes cenas están las sepulturas llenas». Seguramente sea un poco exagerado, pero los datos indican que las cenas copiosas contribuyen al mal dormir. Para la cena conviene esmerarse tanto en comer moderadamente como en respetar el ciclo biológico nocturno. Se corre el riesgo de dormir mal si se consumen a última hora del día carbohidratos complejos o grasas saturadas, refrescos, bebidas estimulantes, diuréticos o alcohol.

Lo ideal es priorizar los alimentos ricos en triptófano, magnesio y vitaminas B6 y B12 (para fabricar melatonina), y en grasas poliinsaturadas tipo omega 3 y omega 6 (aceites de pescado y de semillas y cereales).

A pesar de las creencias populares, los quesos no se desaconsejan como alimento vespertino. Los lácteos aportan melatonina y carbohidratos que contribuyen a la somnolencia. No obstante, cabe mencionar que hay nefrólogos que recuerdan que el metabolismo ralentizado de la leche durante la noche puede aumentar el riesgo de cálculos renales.

El vaso de leche con miel antes de irse a la cama (mejor de ordeño nocturno)

Este remedio tradicional para dormir mejor tiene su fundamento en dos aspectos:

- La leche contiene melatonina.
- La miel es rica en vitaminas del grupo B para producir serotonina y melatonina, vitamina C, aminoácidos esenciales y microminerales (fósforo, calcio, magnesio) para ayudar al sueño.

Por otra parte, la leche de vacas ordeñadas durante la noche mejora la actividad circadiana. En un estudio efectuado en personas mayores con trastornos del sueño se demostró que, si tomaban un vaso de leche de ordeño nocturno durante dos meses, conseguían un sueño reparador y tenían más energía durante el día. Por el contrario, no experimentaban los mismos efectos positivos con leche procedente de ordeño diurno. Esto se explica por la mayor producción de melatonina en las vacas durante la noche que repercutiría en la composición de la leche que producen.

187

Las cenas tardías generan un trabajo adicional al tubo digestivo, al hígado y al páncreas que contribuyen a ralentizar la conciliación del sueño. Asimismo, aumenta el reflujo gastroesofágico por los ácidos del estado que suben a la boca al estar tumbado y pueden generar molestias y despertares nocturnos. Si la cena se acompaña de bebidas alcohólicas, se incrementará la probabilidad de despertarse a mitad de la noche y levantarse con la sensación de no haber descansado.

Algunos estudios efectuados en diversas cohortes poblacionales en Estados Unidos, Suecia y Japón durante la última década correlacionan las cenas tardías con un aumento del 55 % del riesgo de padecer enfermedades cardiovasculares y obesidad. Por otra parte, en una cohorte de 60.800 japoneses adultos se observó que cenar tarde y saltarse el desayuno aumentaba el riesgo de diabetes.

Estos datos no significan que porque celebremos el Día de Año Nuevo a lo grande vayamos a tener un infarto de miocardio al día siguiente. Se basa sobre todo en probabilidades estadísticas en una pauta constante de conductas reiteradas.

¿Es malo irse a la cama sin cenar?

Los expertos informan que saltarse la cena no es aconsejable. Aumenta el riesgo de despertarse en la mitad de la noche con hambre y la necesidad imperiosa de comer algo. En algunos casos se llega a ingerir un 25 % del total de la comida diaria en más de un episodio nocturno.

Los estudios efectuados en la población europea y americana indican que estas pautas alimentarias se correlacionan a menudo con un mayor índice de masa corporal y sobrepeso, aumentando el riesgo de insomnio.

Los efectos del hambre por la noche son más agudos en el género masculino.

188

Los alimentos enemigos del sueño son principalmente los azúcares refinados y las grasas saturadas. Entre los efectos del consumo elevado de estos azúcares están la ansiedad, la adicción, la fatiga cerebral, el déficit de atención, los trastornos del sueño y la sensación de cansancio. Por su parte, el consumo elevado de grasas saturadas (abundantes en embutidos, carnes preparadas, comida rápida, mantecas y mantequillas, charcutería, bollería y repostería) promueve procesos inflamatorios y desequilibra la flora bacteriana.

Entre los alimentos recomendables para dormir se encuentran los ricos en grasas omega saludables (omega-3 y omega-6 en particular), los carbohidratos de asimilación lenta y aquellos ricos en minerales y vitaminas.

La siguiente tabla de alimentos puede servir de guía para conocer aquellos nutrientes que no le pueden faltar al cerebro saludable para tener un sueño reparador.

Ejemplos de alimentos que contienen los nutrientes básicos para el cerebro (cantidades mínimas diarias promedio)		
Nutriente	**Cantidades**	**Dónde encontrarlos (ejemplos)**
Omega-3 (EPA, DHA, ALA)	200 mg	✓ 12 gramos de sardinas (EPA y DHA) ✓ 24 g de salmón (EPA y DHA) ✓ 500 g de nueces (únicamente ALA)
Omega-6 (ácido linoleico, ácido gamma-linolénico, ácido araquidónico)	800 mg	✓ 1 cucharada de aceite de oliva ✓ 7 g de almendras ✓ 10 g de anacardos ✓ 20 g de nueces ✓ 80 g de buey ✓ 100 g de cordero ✓ 220 g de coco fresco
Carbohidratos	50 g	✓ 30 g de harina de maíz ✓ 70 g de arroz integral ✓ 100 g de lentejas ✓ 100 g de pan entero integral ✓ 200 g de pasta entera ✓ 200 g de plátanos ✓ 280 g de garbanzos ✓ 300 g de avena ✓ 360 g de nueces
Fibra	25 g	✓ 200 g de garbanzos ✓ 250 g de semillas de soja ✓ 257 g de avellanas ✓ 400 g de pan de trigo entero ✓ 400 g de espinacas ✓ 500 g de guisantes ✓ 500 g de alcachofas ✓ 1 kilo de manzanas con piel
Calcio	1 g	✓ 3 vasos grandes de leche ✓ 180 g de queso fresco ✓ 260 g de sardinas ✓ 250 g de brécol ✓ 600 g de espinacas ✓ 720 g de perejil
Cloro (cloruro)	1 g	✓ 350 g de tomates ✓ 750 mg de apio ✓ 800 g de aceitunas ✓ 900 g de avena
Sodio	1 g	✓ El sodio se encuentra en casi todos los alimentos y en la sal común. No se recomienda rebasar los 2 g diarios. Su exceso puede generar neuroinflamación y aumenta el riesgo de alzhéimer ✓ 30 g de anchoas en conserva ✓ 40 g de alcaparras ✓ 350 g de algas comestibles ✓ 1 kilo de sardinas ✓ 1,3 kilos de espinacas

(Continúa.)

Ejemplos de alimentos que contienen los nutrientes básicos para el cerebro (cantidades mínimas diarias promedio)		
Nutriente	**Cantidades**	**Dónde encontrarlos (ejemplos)**
Fósforo	700 mg	✓ 120 g de cacahuetes ✓ 150 g de sardinas ✓ 175 g de avellanas ✓ 600 g de champiñones
Potasio	700 mg	✓ 100 g de cacahuetes ✓ 120 g de lentejas ✓ 180 g de champiñones ✓ 200 g de ajo ✓ 240 g de espinacas ✓ 280 g de lechuga
Magnesio	300 mg	✓ 100 g de anacardos ✓ 120 g de almendras ✓ 180 g de garbanzos ✓ 380 g de lentejas ✓ 750 g de espinacas
Yodo	9-12 mg	✓ 30 g de algas wakame ✓ 70 g de algas nori ✓ 1 cucharadita de sal yodada ✓ 30 g de queso manchego curado ✓ 80 g de ostras ✓ 100 g de mejillones ✓ 150 g de almejas, chirlas o berberechos ✓ 180 g de altramuces
Selenio	0,07 mg	✓ 230 g de ostras (parte comestible) ✓ 250 mg de sardinas ✓ 300 g de berberechos (parte comestible) ✓ 500 g de carne de cerdo ✓ 600 g de nueces
Proteínas	50 g	✓ 200 g de carne de pavo ✓ 200 g de cacahuetes ✓ 200 g de atún fresco ✓ 250 g de carne de pollo ✓ 250 g de garbanzos ✓ 300 g de carne de cerdo ✓ 360 g de nueces
Vitamina A	1 mg	✓ 60 g de hígado de pollo ✓ 110 g de mantequilla ✓ 180 g de atún fresco ✓ 200 g de espinacas ✓ 220 g de sardinas ✓ 250 g de salmón fresco ✓ 9 huevos ✓ 900 g de yogur

(Continúa.)

Ejemplos de alimentos que contienen los nutrientes básicos para el cerebro (cantidades mínimas diarias promedio)		
Nutriente	**Cantidades**	**Dónde encontrarlos (ejemplos)**
Vitamina B1 (tiamina)	1 mg	✓ 190 g de salvado de trigo ✓ 200 g de jamón serrano ✓ 210 g de carne de buey ✓ 220 g de lentejas ✓ 280 g de avellanas
Vitamina B2 (riboflavina)	1,2 mg	✓ 65 g de hígado de pollo ✓ 80 g de riñones de cordero ✓ 600 g de queso manchego curado ✓ 700 g de semillas de chía ✓ 10 yemas de huevo
Vitamina B3 (niacina)	15 mg	✓ 100 g de atún fresco ✓ 190 g de carne de pavo ✓ 220 g de sardinas ✓ 230 g de salmón fresco ✓ 280 g de avellanas ✓ 320 g de champiñones ✓ 500 g de arroz
Vitamina B5 (ácido pantoténico)	5 mg	✓ 70 g de hígado de pollo ✓ 85 g de semillas de girasol ✓ 130 g de setas ✓ 170 g de huevas de pescado ✓ 300 g de salmón fresco ✓ 320 g de aguacates ✓ 400 g de salvado de trigo
Vitamina B6 (piridoxina)	1,5 mg	✓ 120 g de salvado de trigo ✓ 230 g de sardinas ✓ 240 g de salmón fresco ✓ 280 g de garbanzos ✓ 300 g de atún fresco ✓ 400 g de arroz integral ✓ 500 g de carne de pavo
Vitamina B9 (ácido fólico)	0,4 mg	✓ 220 g de garbanzos ✓ 300 g de puerros ✓ 350 g de espinacas ✓ 380 g de cacahuetes ✓ 400 g de brécol ✓ 450 g de remolacha
Vitamina C	60 mg	✓ 35 g de perejil ✓ 50 g de pimientos italianos ✓ 100 g de kiwis ✓ 100 g de col blanca ✓ 120 g de limones o naranjas ✓ 250 g de espinacas

191

(Continúa.)

Ejemplos de alimentos que contienen los nutrientes básicos para el cerebro (cantidades mínimas diarias promedio)		
Nutriente	Cantidades	Dónde encontrarlos (ejemplos)
Vitamina D	0,01 g	✓ 1½ cucharada sopera de aceite de hígado de bacalao ✓ 80 g de setas (tipo Portobello, *maitaki* o *crimini*) ✓ 100 g de caballa, carpa, anguila o fletán ✓ 200 g de salmón fresco ✓ 500 g de queso manchego ✓ 10 huevos (la yema en particular)
Vitamina E	15 mg	✓ 1 cucharada de aceite de germen de trigo ✓ 2½ cucharadas soperas de aceite de girasol, aceite de avellanas, aceite de cacahuetes o aceite de almendras ✓ 5 cucharadas de aceite de oliva ✓ 20 g de cereales sin azúcar ✓ 50 g de avellanas ✓ 130 g de cacahuetes ✓ 700 g de perejil ✓ 28 cucharadas de pimentón o paprika
Vitamina K	0,01 mg	✓ 1 cucharada sopera de albahaca fresca, de tomillo, de perejil, de salvia o de cilantro ✓ 1½ cucharada sopera de orégano o de mejorana ✓ 120 g de acelgas ✓ 180 g de berros o de espinacas ✓ 200 g de nabos

Fuente: Marín R., *Pon en forma tu cerebro*, Roca Editorial (2019).

Alimentos aliados con dormir

Alimentos para el cerebro

Los alimentos beneficiosos para el cerebro son en su conjunto un arsenal complementario para dormir bien por la noche. De acuerdo a la crononutrición, algunos se consumirán preferencialmente en horarios diurnos (como los ricos en tirosina, para fabricar la dopamina o acetilcolina de la memoria, el movimiento y la motivación) y otros serán más aptos para el consumo vespertino (como los ricos en triptófano para fabricar la serotonina y la melatonina).

¿Hay algún momento del día para «el pecadito glotón»?

Para los golosos es difícil privarse de alguna recompensa dulce de vez en cuando. A veces me preguntan cuál sería el mejor momento del día para saltarse la dieta y tomar ese tentempié «pecador» que tanto apetece. Mi amiga y colega Marta Garaulet, (catedrática de Fisiología de la Universidad de Murcia, en España) experta e impulsora de la cronobiología, afirma que, «si quieres comer dulces, mejor lo haces por la mañana». El sistema endocrino estaría mejor preparado para gestionar este tipo de alimentos durante esas horas del día.

Para que puedas preparar menús diurnos y vespertinos dispones de unas tablas sobre alimentos ricos en componentes nutricionales más aptos para el día o la noche. En las tablas siguientes se han seleccionado diversos componentes nutricionales de preferencia diurna y aquellos de preferencia nocturna. En algunos casos el mismo alimento es bueno tanto para almorzar como para cenar. En ese caso, elige que sea para la comida principal del día.

193

Nutrientes para alimentos diurnos	Dónde encontrarlos (ejemplos)
Calcio (Para la actividad neuronal)	**Especias y hierbas aromáticas** (orégano, tomillo, eneldo, canela, comino, laurel, perejil, salvia)
	Semillas y frutos secos (sésamo, almendras, nueces, avellanas, cacahuetes, anacardos, pistachos, soja, aceitunas, garbanzos, alubias, lentejas)
	Verduras (endibias, espinacas, acelgas, achicoria, brécol, berros, rúcula, alcachofas, coliflor, lechuga, hinojo)
	Lácteos (leche, yogur, queso fresco, queso curado, kéfir)
	Pescados (salmón, jurel, sardina, caballa, bacalao, dorada, besugo)
Fósforo (Para las conexiones neuronales y el metabolismo energético)	**Frutos secos** (habas secas, pipas de girasol, piñones, pipas de calabaza, avellanas, almendras, cacahuetes)
	Legumbres (frijoles, lentejas, garbanzos, soja, alubias, guisantes)

(Continúa.)

Nutrientes para alimentos diurnos	Dónde encontrarlos (ejemplos)
Fósforo (cont.) (Para las conexiones neuronales y el metabolismo energético)	**Verduras** (alcachofas, setas, espinacas, col, lombarda, coliflor, brécol) **Pescados y mariscos** (sardina, atún, salmón, gamba, esturión, mejillón, berberecho, almeja, arenque, merlán, caballa, raya, carpa, trucha, caracoles)
Potasio (Para la comunicación neuronal)	Café, chocolate negro, té verde Aceitunas **Especias** (azafrán, comino, pimentón, guindilla, orégano, curri, pimienta negra) **Legumbres** (garbanzos, lentejas, alubias, habas)
Yodo (Para la actividad cerebral y el desarrollo)	**Productos del mar de todo tipo** (pescados, pulpo, calamar, sepia, chipirón mariscos, mejillones, huevas de pescado, algas)* **Lácteos** (quesos en particular) **Huevos** **Arroz, plátano** (en menor proporción)
Tirosina y fenilalanina (Para fabricar el neurotransmisor dopamina, motivación, movimiento, pensamiento, memoria…)	**Frutos secos, legumbres y semillas** (almendras, cacahuetes, soja, habas, garbanzos, lentejas, semillas de sésamo, pepitas de calabaza) **Carnes blancas** (aves de corral, cerdo, conejo) y huevos **Pescados** (atún, salmón, bacalao)
Colina (Para fabricar el neurotransmisor acetilcolina implicado en la memoria, aprendizaje, lenguaje)	**Frutos secos, semillas y granos** (almendras, cacahuetes, semillas de amaranto, arroz integral, quinoa) **Huevos** **Verduras** (setas, brécol, coliflor, col, coles de Bruselas, lechuga, remolacha, apio, zanahoria, espinacas) **Tofu y soja** **Ginkgo biloba y jengibre** **Carnes rojas y magras** (buey, vaca, cordero, cerdo, pollo, pato, pavo, conejo)

194

* **Nota:** Entre las algas disponibles, las más ricas en yodo son del tipo *kombu, arame* e *hijiki*. Deben consumirse con moderación por su posible contaminación con metales pesados no deseados. Además, por su alto contenido en yodo las algas pueden acarrear problemas en la tiroides (inflamación y mal funcionamiento) si se consumen en exceso. Las más aconsejables son las *nori, wakame* y *dulse* por su menor contenido en metales.

(Continúa.)

Nutrientes para alimentos diurnos	Dónde encontrarlos (ejemplos)
Vitamina D (Para fabricar neurotransmisores y facilitar la comunicación neuronal)	**Pescados y productos del mar** (hígado de bacalao, salmón, caballa, bacalao, esturión, pez espada, sardina, carpa, anguila, huevas de pescado) **Yema de huevo** **Setas** **Quesos** (cabra, azul, fresco) **Tomar el sol** (con moderación)
Vitamina B1 o tiamina (Para la preservación de las neuronas, comunicación neuronal)	**Cereales** (salvado de trigo) **Carne** (jamón, pollo, buey, cabra) **Frutos secos y legumbres** (nueces, lentejas, alubias)
Vitamina B2 o riboflavina (Para el metabolismo de los ácidos grasos del cerebro)	**Quesos** **Hígado, riñón** **Yema de huevo**
Vitamina B3 o niacina (Para la producción de energía metabólica para el cerebro)	**Legumbres** (lentejas, alubias, garbanzos) **Arroz** **Pescado** (rape, carpa, abadejo)
Vitamina B5 o ácido pantoténico (Para la fabricación de las grasas para el cerebro y de neurotransmisores)	**Yema de huevo** **Frutos secos y legumbres** (lentejas, garbanzos, cacahuetes, semillas de girasol) **Proteína animal** (salmón, huevas de pescado, pollo, buey) **Lácteos** (leche, queso azul, queso tipo Camembert) **Frutas** (sandía, aguacate)
Vitamina B9 o ácido fólico (Para el desarrollo del cerebro, la memoria y el aprendizaje)	**Verduras y frutas de todo tipo** **Legumbres** **Cereales y arroces** **Hierbas aromáticas** **Quesos**

195

Nutrientes para alimentos vespertinos	Dónde encontrarlos (ejemplos) ☾
Magnesio (Para el metabolismo y la comunicación neuronal, reduce la ansiedad y los calambres musculares)	**Frutos secos** (pipas de calabaza, de girasol, almendras, piñones, anacardos, avellanas) **Legumbres** (alubias, lentejas) **Verduras** (acelgas, espinacas) **Semillas** (de sésamo, de lino) **Especias y hierbas aromáticas***(albahaca, comino, eneldo, orégano, menta, perejil) **Plátano**
Triptófano (Para fabricar la serotonina y la melatonina, mejoran el estado anímico, ayudan a conciliar el sueño y reducen la ansiedad)	**Cereales** (trigo, avena, maíz, arroz, cebada, sorgo, centeno, espelta) **Frutos secos y semillas** (almendras, cacahuetes, castañas, pipas de calabaza, anacardos, semillas de sésamo, pipas de girasol, fenogreco, amaranto) **Carnes** (pollo, buey, vaca, cordero) **Pescados** (atún, salmón, caballa, sardina, boquerón) **Frutas** (plátano, piña, kiwi, ciruela, melón, higo, pomelo)
Ácido glutámico (Para fabricar el GABA, relajante y conciliador del sueño)	**Carnes magras** (de aves como pollo, pavo, de cerdo y de conejo) **Huevos** **Semillas de sésamo** **Quesos** frescos y curados **Pescados** (bacalao, rape, salmón)
Vitamina B6 o piridoxina (Para los procesos metabólicos del cerebro y fabricación de la serotonina y la melatonina)	**Especias** (pimentón, albahaca, laurel, eneldo, orégano, azafrán) **Cereales** (trigo, maíz, avena, espelta) **Pescados y productos del mar** (salmón, boquerón, algas)
Vitamina B12 o cobalamina (Para fabricar la serotonina y la melatonina)	**Carnes magras** **Huevos** **Productos del mar** (pescados azules, huevas de pescado, mariscos, pulpo)
Carbohidratos de asimilación lenta (Para conciliar y prolongar el sueño)	**Arroz integral**

Fuente: Marín R.: *Pon en forma tu cerebro* (2019), Roca Editorial.

El yin y yang del chocolate para dormir

Hay personas que comentan que un trozo de chocolate negro antes de acostarse las relaja, mientras que otras personas dicen que el chocolate negro las estimula.

La razón del potencial efecto relajante del chocolate proviene de su contenido en triptófano que estimula la fabricación de la melatonina, la hormona del sueño. En contrapartida, el chocolate negro también contiene feniletilamina, teobromina o cafeína, que actúan como estimulantes y mantienen la mente despierta.

Hay también alimentos preferenciales ricos en melatonina que contribuyen a mejorar la calidad sueño. Si se consumen con moderación entre una y dos horas antes de acostarse, pueden ser ventajosos tanto para adormilarse como para tener el sueño más profundo.

Se indican en la siguiente tabla. El contenido de melatonina se expresa en nanogramos por gramo de alimento. El nanogramo es un millón de veces más pequeño que el gramo.

Por ejemplo: ¿Cuánta melatonina proporcionaría una taza de arroz basmati con tomate, pimiento y setas salvajes?

Algunos alimentos comunes que contienen melatonina	
Alimento	Cantidad de melatonina por gramo de producto (de mayor a menor cantidad)
Setas salvajes (*Agaricus, Pleirotus, Boletus*, cantarela)	1.000-6.000 ng/g
Pistachos	220-230 ng/g
Arroz rojo	200 ng/g
Semillas de mostaza	120-200 ng/g
Trigo	125 ng/g
Cebada	82 ng/g
Semillas de fenugreco	43 ng/g

(Continúa.)

Algunos alimentos comunes que contienen melatonina	
Alimento	Cantidad de melatonina por gramo de producto (de mayor a menor cantidad)
Almendras	39 ng/g
Arroz basmati	39 ng/g
Semillas de girasol	29 ng/g
Semillas de hinojo	28 ng/g
Arándanos	25-90 ng/g
Leche de vaca	15 ng/g
Cerezas ácidas	12-20 ng/g
Tomate	10-25 ng/g
Maíz	10-20 ng/g
Fresas	8-12 ng/g
Huevos	6 ng/g
Manzana tipo Fuji	5 ng/g
Pimiento verde	5-12 ng/g
Pepino	5 ng/g
Nueces	2-4 ng/g
Uva tipo Merlot (con la piel)	4-10 ng/g
Zumo de naranja	3-22 ng/g

Fuente: Meng y colaboradores: *Nutrients* (2017).

Alimentos bioactivos

La elección de los alimentos es una actividad constante y diaria que depende de muchos factores variados que van desde el rango personal y fisiológico del momento hasta el socioeconómico. La dieta puede ser determinante de lo que somos y de cómo dormimos. Cuando se decide modificar algunas pautas alimentarias por cuestiones de sueño conviene siempre buscar el apoyo y asesoramiento de un especialista.

Algunos científicos, como la profesora Marie-Pierre St-Onge de la Universidad de Columbia, han resaltado en sus investigaciones ciertos alimentos que benefician el descanso nocturno. No obstante, las estadísticas son aún inconclusas.

Cabe mencionar que un alimento por sí solo no va a obrar milagros si no se establecen pautas nutricionales saludables de manera sistemática y continuada.

En esta tabla se indican algunas sugerencias que no hay que tomarse «al pie de la letra». Se debe tener precaución en el consumo elevado de estos alimentos, en particular durante el embarazo y con tratamientos para la tiroides, el corazón o el insomnio.

Alimentos que contribuyen a conciliar el sueño		
	¿Cuál?	Propiedades
	Kiwi	Tomar dos kiwis una hora antes de acostarse. Rico en vitamina C, antioxidantes naturales, vitamina B9 y triptófano para la síntesis de serotonina y melatonina.
	Zumo de cereza agria	Tomar dos vasos de zumo al día, uno antes de acostarse. Rico en melatonina, antioxidantes para «la limpieza integral del organismo». Rico en magnesio, fósforo y potasio.
	Frutos secos (nueces, almendras)	Las almendras, las nueces, los pistachos y los anacardos se consideran buenos para dormir. Contienen triptófano, magnesio, zinc y otros minerales que contribuyen al descanso. Los pistachos son ricos en melatonina. Las almendras contienen fósforo, manganeso, vitamina B2 y grasas esenciales para el buen funcionamiento del cerebro, y para reducir la hiperactividad. Las nueces contienen diecinueve vitaminas minerales, magnesio, fósforo, manganeso, cobre, grasas esenciales para el cerebro, triptófano y fibra para la microbiota intestinal.
	Pescado graso	Es uno de los alimentos estrella de la dieta mediterránea. Por ejemplo, comer salmón tres veces en semana mejora el bienestar diurno y el descanso nocturno. Es rico en grasas esenciales que el cerebro no fabrica (del tipo omega-3), vitamina D y yodo. Contribuyen a producir serotonina y son ricos en melatonina.

199

(Continúa.)

Alimentos que contribuyen a conciliar el sueño		
	¿Cuál?	**Propiedades**
	Pavo y carne magra	Es otro alimento de la cocina mediterránea. Es rico en proteínas, bajo en grasas, contiene selenio, hierro, zinc, vitaminas B y D, triptófano y grasas omega-6. Reduce los despertares nocturnos y la fatiga general.
	Arroz integral	Los carbohidratos de asimilación lenta reducen el tiempo para conciliar el sueño y prolongan su duración. Cenar arroz con alimentos ricos en triptófano puede potenciar el efecto. El arroz entero integral es rico en vitamina B, manganeso, fibra y melatonina. En el arroz blanco la concentración de melatonina es tres veces menor.
	Avena	La avena es rica en carbohidratos de asimilación lenta, fibra, vitamina B6 y triptófano para fabricar melatonina.
	Lácteos (yogur, queso)	Los lácteos son ricos en triptófano, vitamina D, carbohidratos y ácido glutámico para fabricar el GABA. Los quesos curados se pueden tomar con moderación para cenar. La leche con miel puede ser relajante antes de acostarse.
	Plátano	El plátano contiene magnesio, yodo, triptófano fibra y carbohidratos. Puede ayudar a conciliar el sueño.
	Leche malteada	Se trata de una combinación de harina de trigo y cebada junto con un complemento vitamínico. Es rica en vitamina B y D. Funciona mejor cuando está suplementada con melatonina o con leche de vacas ordeñadas durante la noche.
	Té de fruta de la pasión	Contiene apigenina para calmar el nerviosismo y contribuye a la producción de GABA.

200

En paralelo con los alimentos que ayudan al descanso mental, hay alimentos y bebidas que se deben evitar a la caída de la tarde.

Algunos alimentos desaconsejados por la tarde-noche son:

✓ Café, té, bebidas energéticas, chocolate negro.
✓ Comidas muy especiadas y saladas.

✓ Alimentos diuréticos (ajo, apio, col, remolacha, jengibre, alcachofa, espárrago, perejil, menta o hierbabuena, cilantro, sandía, melón, melocotón, piña, arándano, limón, etcétera).

✓ Bebidas alcohólicas. Son un arma de doble filo. Facilitan que te duermas, pero te desvelas por la noche con frecuencia.

✓ Dulces y repostería.

✓ Embutidos, carnes rojas y otros alimentos con abundantes grasas saturadas (mantequillas, quesos grasos, etcétera).

Probióticos psicobióticos para dormir

Los probióticos psicobióticos hacen referencia a tratamientos con bacterias vivas que una vez albergadas en el intestino mejoran aspectos de la función cerebral. El mundo de los psicobióticos para la mejora mental y emocional ha crecido enormemente en la última década.

Si se hace una búsqueda en Internet de «probióticos para el sueño», se encuentra una amplia oferta de posibilidades. No obstante, la base científica sobre estos productos para el insomnio y el sueño es limitada.

Existe aún un escaso conocimiento sobre las bacterias beneficiosas para dormir, ya que son muy numerosas y variadas, estando aún por caracterizar en su mayoría. Además, no siempre se pueden producir en cantidades terapéuticas.

Algunos estudios científicos en los que se han investigado probióticos susceptibles de contribuir al sueño coinciden que las bacterias del tipo *Lactobacillus* (filotipo *Firmicutes*) son buenas candidatas para generar probióticos para conciliar el sueño. Estas bacterias abundan en el intestino y son las más populares, ya que proliferan en fermentos. Estos tipos de bacterias son productoras de GABA, que apaciguan la actividad neuronal.

Se han seleccionado tres estudios por sus interesantes resultados:

1. Una revisión internacional publicada en la revista *European Journal of Clinical Nutrition* en 2020 efectuada por diversas

entidades investigadoras australianas analizó el resultado de veinte ensayos distintos basados en el uso de probióticos para la eficiencia y latencia del sueño. El metaanálisis concluyó que los tratamientos con bacterias vivas *Lactobacillus* de manera continuada son beneficiosos para la relajación mental y el descanso nocturno. Los mejores resultados se obtenían al administrar un solo tipo de bacterias más que mezclas combinadas. En contrapartida, no había cambios significativos en la calidad del sueño en aquellos participantes que padecían alguna otra enfermedad además de insomnio.

2. Un estudio que tuvo un impacto significativo se efectuó en estudiantes de medicina en la Universidad de Tokushima, en Japón, 2017. Los estudiantes se encontraban haciendo prácticas de disección con cadáveres, lo que generaba un mayor grado de inquietud. Durante dos meses, estos estudiantes se trataron con *Lactobacillus gasseri* CP2305. Tras el tratamiento, manifestaron tener menos estrés, ansiedad y cambios de humor, en paralelo con una mejor calidad del sueño. En los registros se observaba que las ondas cerebrales delta en el sueño profundo estaban más presentes, en particular en los estudiantes masculinos. También se desvelaban menos por la noche. El único inconveniente es que no se tuvo en cuenta la dieta de cada estudiante, lo cual podría tener una influencia importante en el resultado.

3. En otros ensayos similares se ha observado que los efectos sedantes se generan igualmente con las cepas *Lactobacillus casei* variedad *Shirota*, *Lactobacillus acidophilus*, *Lactobacillus helveticus*, *Lactobacillus rhamnosus*, *Lactobacillus lactis*, *Lactobacillus bulgaricus* y *Lactobacillus brevis* SBC8803. Además, la mezcla de *Lactobacillus* con bacterias del tipo *Bifidobacteria* (*Bifidobacterium animalis lactis*) también se aconseja para la melancolía, la depresión y el estrés.

En esta combinación somnífera de bacterias y otros principios activos no hay que olvidar el posible efecto potenciador de los **prebióticos**. Los prebióticos son fibras no digestibles que proveen nutrientes para facilitar la expansión de las bacterias residentes en el intestino. Cuando se acompañan en tratamientos con bacterias vivas pueden resultar muy eficaces.

¿Dónde encontrar probióticos en productos caseros?

Col fermentada (chucrut, kimchi)
Kéfir (casero de preferencia)
Kombucha (bebida fermentada parecida al té)
Mantequilla
Miso (soja fermentada)
Nata agria
Quesos (frescos, requesón, azules, tipo brie, etcétera)
Tempeh (especie de pastel de la soja fermentada originario de Indonesia)
Tofu fermentado
Verduras fermentadas (pepinillo, cebolla, pepino, remolacha, brécol, zanahoria, pimiento, espárrago, alcachofa, apio, colinabo, rábano, etcétera)
Yogur natural sin aditivos

203

Los prebióticos populares son los fructo-oligosacáridos (FOS) y los galacto-oligosacáridos (GOS) que contribuyen a la actividad cerebral y reducen la fatiga y el estrés. Otros más sofisticados que se han usado en laboratorio con éxito en preparados combinados con *Lactobacillus rhamnosus* para mejorar las etapas REM del sueño son la polidextrosa y algunos componentes de la leche materna, como el componente MFGM (del inglés *milk fat globule membrane*).

Alimentos ricos en prebióticos (pectina, inulina, FOS, GOS)

✓ La pectina y la inulina son abundantes en manzana, plátano, patata, batata, rábano, alcachofas, avena, cebada, raíz de achicoria.
✓ Los FOS y GOS son abundantes en cebolla, cebollino, ajo, ajo negro, alcachofas, espárragos, puerros, guisantes, plátanos, cereales (trigo, avena, cebada).
✓ Las algas del tipo *Espirulina* o *Chlorella* son también ricas en fibra.

Con toda esta información se puede uno perder en las opciones psicobióticas. Lo ideal es consultar con un especialista. Si se decide probar los probióticos disponibles en el mercado para tratar los trastornos del sueño, se debe procurar que contengan en la formulación al menos alguno de los componentes que ya se han probado científicamente.

Algunas sugerencias son:

- Uno o más **Lactobacillus** (*L. casei Shirata, L. acidophilus, L. helveticus, L. rhamnosus, L. lactis, L. bulgaricus* y *L. brevis SBC8803*). Se pueden encontrar combinados con *Bifidobacteria*.
- Si contienen algún complemento natural, preferencialmente **L-Teanina**.
- Con prebióticos como FOS o GOS.
- El efecto beneficioso se empieza a observar transcurridos unos días. Se aconseja al menos ocho semanas de tratamiento.
- Por otra parte, se pueden combinar con alimentos y plantas medicinales para que llegues a la cama somnoliento.

204

¿Trasplantes fecales para tratamientos futuros del insomnio?

Con el progreso de la ciencia se constata que los problemas a la hora de dormir pueden aliviarse modificando perfiles microbianos intestinales adversos. Por consiguiente, es razonable pensar que, si se recompone el equilibrio de la microbiota intestinal, se podría mejorar el bienestar mental que incide en la calidad del sueño y el descanso. Aunque pocas, ya existen algunas evidencias de alteraciones en los perfiles microbianos intestinales en personas con síndrome de colon irritable en las que se genera complementariamente insomnio. El análisis indica disbiosis en el intestino de estas personas, es decir, desequilibrios en los perfiles típicos bacterianos saludables.

Algunas bacterias parecen proliferar más y, por el contrario, otras parecen estar en niveles bajos. Entre las que están bajas se encuentran las *Lactobacillus* (*L. brevis, L. casei*) y *Faecalibacterium* (productora de ácido butírico), por lo que se cuestiona si mejorar los perfiles de estas bacterias podría inducir mejoría de los síntomas.

Es probable que las terapias futuras de tratamiento del insomnio incluyan un plan de recuperación de las bacterias intestinales del sueño. La ciencia nos dará sin duda las claves futuras para hacerlo posible. En ese sentido, se han efectuado los primeros ensayos de trasplante fecal a personas insomnes con colon irritable que además presentan trastornos psiquiátricos (trastorno bipolar, depresión, ansiedad).

El trasplante fecal se basa en repoblar el intestino (colon en particular) de personas con desequilibrios en los perfiles bacterianos con bacterias vivas provenientes de las heces de donantes sanos. De esta manera se establece una repoblación masiva de microorganismos del intestino con el objetivo de reponer el equilibrio bacteriano. Aunque pocos, los resultados registrados indican que esta estrategia alivia los síntomas de insomnio. Como innovación más fácil de suministrar, se están empezando a diseñar las primeras cápsulas de liofilizados provenientes de donantes sanos para su colonización en personas que precisen de suplementos de microbiota intestinal.

205

5

Mitos y realidades sobre el sueño

> No poder dormir es terrible. Tienes la miseria de haber estado de fiesta toda la noche... sin la satisfacción.
>
> LYNN JOHNSTON

*E*xisten alrededor del sueño muchas creencias y tradiciones que en algunos casos contrastan con la realidad. En este capítulo se han seleccionado algunas de las dudas y convicciones recurrentes que las personas tienen en los temas de dormir.

Recuperar el sueño no dormido

Muchas personas que manifiestan dormir poco comentan que los problemas de cansancio se acumulan a lo largo de la semana, cuando se ven obligados a levantarse excesivamente temprano para atender sus responsabilidades. A cambio, intentan recuperar las horas de sueño durante el fin de semana: por cada hora perdida no dormida durante la semana, añaden una más de sueño el fin de semana.

Sin embargo, los estudios concluyen que la falta de sueño no se recupera de manera matemática en hora por hora, de la misma manera que no serviría comer cinco veces más un día a la semana y ayunar el resto para estar bien nutridos. El sueño no se recupera sistemáticamente en un corto intervalo de tiempo. De acuerdo a los estudios, se necesita un tercio más de descanso nocturno cuando previamente no se ha dormido lo suficiente. Este dato nos puede ayudar a ahorrar horas de frustración en la cama intentando recuperar sueño.

Según algunos expertos en cronobiología, los efectos de cantidad de sueño no se corresponden con una recuperación puntual en el fin de semana. En cuanto se vuelve a la rutina laboral se acaba el efecto restaurador. Es como cuando se deja de fumar y los efectos se ven a medio plazo. El sueño para conseguir el descanso perfecto aliado de la salud recupera el equilibrio en un tiempo más allá del mero fin de semana.

Un par de horas menos durmiendo por la noche y un par de kilos más de peso

En un experimento efectuado en personas a las que se impidió dormir más de cinco horas durante la semana se observó que, aunque pudieran dormir a voluntad el fin de semana, incluso hacer siestas, las personas ganaron un kilo y medio en quince días.

207

La eficacia de contar ovejitas

De acuerdo a un estudio publicado en la Universidad de Oxford, en Inglaterra, 2002, contar ovejitas para conciliar antes el sueño no tiene base científica. Sería demasiado mundano creer que un rebaño de ovejas puede combatir las preocupaciones. En el estudio se eligieron grupos de voluntarios para comprobar cuáles conseguían conciliar antes el sueño. A un grupo se le invitó a imaginarse en lugares idílicos, playas paradisíacas y parajes de ensueño. Al otro grupo se le asignó el recuento de ovejitas. El estudio concluyó que aquellos que viajaban a lugares extraordinarios con la mente conseguían dormirse unos veinte minutos de media antes que los contadores de ovejas.

Si decides seguir con la técnica del recuento del rebaño para dormir, procura que sea en un paisaje extraordinario en el que la mente se deleite.

Algo parecido ocurre en personas que usan la estrategia de contar de mil hacia atrás en siete segundos. Los testimonios confirman que se consigue un efecto somnífero infructuoso similar al del recuento de ovejitas.

Dormir solo o en pareja

Dormir con tu pareja puede reducir el insomnio, el estrés y la ansiedad. En 1969 se publicó un estudio en el que se apuntaba la teoría de que dormir en pareja contribuía a regular las emociones y a reducir la sensación de vulnerabilidad durante el momento de desconexión total del cerebro. Se comentaba que este fenómeno estaría relacionado con la sensación de seguridad y protección al dormir con alguien de confianza al lado.

No obstante, en épocas recientes esa afirmación se ha matizado, ya que no todas las parejas consiguen dormir mejor compartiendo lecho. La calidad y duración del sueño puede variar según quién te acompañe en la cama. Si la relación con tu pareja no es óptima, no conoces bien a la persona o es una relación de una noche, el resultado puede ser el contrario y alterar la tranquilidad.

En función del tipo de relación que tengan las personas pueden sincronizar en arquitectura del sueño e incluso conseguir un aumento del 10 % de la fase REM del sueño.

Hay un lado romántico a la hora de elegir con quién duermes. Los cerebros que duermen juntos se pueden llegar a sincronizar durmiendo. De acuerdo a los registros de las ondas cerebrales, el comportamiento del cuerpo, los movimientos, la respiración, la tensión muscular y la actividad cardiaca se constata que se alcanza un 75 % de sincronía en parejas que duermen juntas. La sincronización es mucho más fuerte en las parejas estables.

Estos aspectos van de la mano de una buena interacción, ya que no dormir con la pareja adecuada puede fomentar el insomnio. Aunque cueste reconocerlo, una de las causas del insomnio está relacionada con que no se duerme con la persona adecuada, lo cual genera intranquilidad. La mala sincronización nocturna con la pareja puede además generar un círculo vicioso de malestar diurno, lo que llevaría a tener una peor armonía afectiva, que se trasladaría en más dificultades para dormir.

Cariño, ¿es imprescindible que durmamos juntos?

Aunque quieras mucho a tu pareja, no es imprescindible que quieras compartir cama para dormir. Hay compañeros de cama que no son fáciles de sobrellevar porque se levantan con frecuencia por la noche, se mueven en exceso, roncan, hablan en sueños, tienen piernas inquietas u horarios laborables distintos. ¿Por qué no dormir en habitaciones separadas? Romper los mitos, identificar las causas del trastorno del sueño que impliquen a la pareja, hablarlo reposadamente y buscar una solución conjunta mejorará la calidad del sueño. Es incluso probable que durmiendo separadamente se refuercen los lazos afectivos durante el día.

El influjo de la luna al dormir

Según las creencias populares, la luna y los movimientos de la Tierra ejercían una gran influencia a la hora de dormir y en el estado de ánimo, así como en la criminalidad y la psicosis. Aunque no se pueda generalizar, la ciencia dicta que la actividad humana se facilita bajo la luz, ya sea solar, lunar o luz artificial.

Los datos indican que la capacidad de conciliar el sueño está afectada por los ciclos lunares, con independencia de la luz artificial disponible. En algunos estudios se analizaron, en el transcurso de varias semanas, los patrones del sueño de voluntarios que vivían en comunidades indígenas de Argentina. Una de las comunidades rurales no tenía acceso a electricidad y otra tenía un acceso limitado. Se realizó una comparación en el comportamiento del sueño entre estas comunidades y otras de ambientes urbanos, con acceso permanente a la luz eléctrica. Se comprobó que en todas las comunidades, con independencia del acceso a la luz eléctrica, la duración del sueño variaba según la fase lunar. A medida que la luna progresaba en los 29,5 días de su ciclo mensual, la duración del sueño cambiaba de 20 a 90 minutos, y el tiempo de irse a la cama entre 30 y 80 minutos. Cuando menos se dormía y más tarde se iba a la cama era en los 3-5 días que precedían a la luna llena, y cuando más se dormía era en los días anteriores a la luna nueva. Y en los tres grupos de habitantes se repetía el mismo patrón, aunque en aquellos grupos sin acceso a la luz eléctrica la influencia de los ciclos de la luna era mayor.

En conclusión, con independencia de la forma de vida, los seres humanos seguimos ciclos de sueño armonizados con la luna. Aunque no se haya confirmado completamente, parece que el desarrollo tecnológico no ha podido todavía con la fuerza del influjo lunar.

Por qué tenemos sueños y pesadillas

Cuando se duerme, se sueña

Es fascinante que el cerebro decida desconectar del exterior cada noche a lo largo de la vida para generar su propio libre albedrío de experiencias paralelas. Los sueños son procesos neurológicos que integran elementos emocionales, cognitivos, personales y demográficos. Por consiguiente, el contenido de los sueños va a estar asociado al trabajo del cerebro en zonas de la corteza frontal, el hipocampo y el sistema límbico en los que se forjan las decisiones, la memoria y las emociones.

Como el sueño es una actividad que implica al cerebro, la forma de dormir y soñar va a venir condicionada por el desarrollo cognitivo de la persona. Las peculiaridades en la forma de dormir a lo largo de la vida son un reflejo de la madurez y desarrollo del cerebro. En consecuencia, los niños por debajo de los tres años no suelen recordar la experiencia onírica, ya que sus cerebros en desarrollo no han consolidado esta capacidad. A partir de aproximadamente los siete y nueve años de edad el cerebro está más preparado para soñar de manera más compleja, incluyendo imágenes de sí mismos, historias o personajes, como en el caso de los adultos.

Del total de ocho horas durmiendo, dos horas se habrán dedicado a soñar, aunque no se tenga constancia. Para acordarse de los sueños hay que convertir el episodio en consciente, lo que implica despertarse en el momento de la experiencia onírica. Como el 80 % de los sueños ocurren en la fase REM, es menos probable despertarse en ese momento para recordar el sueño. Sin embargo, si se experimentan microdespertares, se puede llegar a hacer consciente el contenido de los sueños, generando así los sueños lúcidos.

¿Por qué hay personas que sueñan y otras no?

Quizá seas de los que cree que solo sueñas despierto y nunca por la noche. Nada más lejos de la realidad. En general, todas las personas tienen ensueños cada noche, aunque no se recuerden sistemáticamente. Existen técnicas para recordar los ensueños con mayor facilidad. Con la práctica se consigue.

De acuerdo a las estadísticas, el 50 % de los adultos afirman recordar al menos un sueño al mes. Si se practica la meditación (yoga, *mindfulness* y otros), la frecuencia de los sueños lúcidos aumenta.

Cuesta más esfuerzo despertar a una persona si el contenido onírico está integrado con los estímulos. Para entenderlo mejor, si por ejemplo se sueña que se está apagando un fuego, costará más despertarse si en ese momento el dormitorio huele a quemado.

En general, los niños tienen mayor número de microdespertares, mientras que las personas mayores suelen tener un sueño más ligero. Por esta razón tanto los niños como los mayores llegan a recordar los sueños en ocasiones con más facilidad que otros rangos de edad. No obstante, aunque los niños recuerden más fácilmente lo soñado, no por ello sueñan con más frecuencia que los adultos. De hecho, algunos estudios científicos indican que los niños menores de siete años sueñan en las fases REM un 20 % frente al 80-90 % en los adultos. Esta diferencia se explicaría por la necesidad de tener un cerebro consolidado para tener experiencias oníricas más complejas.

La conciencia durante el sueño se asemeja a la conciencia mientras se está despierto. Por esta razón, aunque variopinto, el contenido onírico se basa en lo que ya se conoce conscientemente. Lo curioso e intrigante es que la memoria está alterada durante los sueños. La prueba es que apenas se suelen recordar, aunque sean muy emotivos, por lo que la ciencia apunta a que el contenido onírico sea fruto de la imaginación.

La evolución del contenido onírico con la edad

Las investigaciones indican que entre los dos y cinco años se tienen sueños estáticos (por ejemplo, objetos o animales). No suele haber interacciones sociales, emociones, infortunios o agresiones. Los terrores nocturnos suelen estar relacionados con desorientación más que con pesadillas.

Entre los cinco y siete años se tienen sueños más largos, con mayores interacciones, imágenes, autobiográficos y contienen pensamientos y sentimientos. Las pesadillas y terrores nocturnos se pueden interpretar por la incapacidad de poder gestionar emociones complejas en situaciones adversas que puedan aparecer en sus sueños.

A medida que se va creciendo se tienen sueños más visuales, llenos de color, formas y movimiento, se incorporan personas, caras, objetos, lugares y animales. Los sueños también contienen conversaciones y sonidos.

Aunque sea un tema controvertido, en general se asume que a lo largo de la vida los sueños están basados en aspectos ya conocidos. Ello no significa que se sueñe con lo que se ha vivido durante el día, pero sí que la forma de soñar va a estar correlacionada con la forma de utilizar el cerebro durante el día. No obstante, algunos modelos cognitivos defienden que el contenido onírico es comparable al delirio o a un estado de confusión.

En las personas con lesiones cerebrales, el contenido onírico puede variar dependiendo de la zona del cerebro lesionada. Por ejemplo, cuando las personas tienen alterada la percepción facial no sueñan con caras. Sin embargo, incluso las personas con el cerebro muy dañado siguen soñando invariablemente, lo que indica que el circuito neuronal de la actividad para soñar es específico y está muy conservado.

Sobre las razones por las cuales lo soñado se olvida, las teorías contemporáneas sobre el sueño dan diferentes explicaciones:

1. Porque en la programación cerebral los circuitos de la memoria se apagan.

2. Porque se trata de «narraciones internas». Si no se relacionan con creencias externas (tiempo y lugar), se van a olvidar fácilmente, ya que no se trata de historias con un curso temporal como cuando estamos despiertos.
3. Porque se trata de estados alterados de conciencia en los cuales la atención se atenúa, como ocurriría en la hipnosis o cuando se está muy absorto.

Alucinaciones durante el sueño (estados hipnagógicos)

El 60% de las personas que sufren parálisis del sueño (los músculos están inmóviles sin capacidad de movimiento) suelen experimentar alucinaciones durmiendo. No son ensueños como tales, sino que la persona visualiza verdaderamente una presencia que suele tener forma humana o voces en el 32% de los casos. La imaginería puede ser humorística o terrorífica. Puede acompañarse de sonidos (crujidos, gruñidos, chirridos, cantos, explosiones, pasos), olores inusuales (generalmente repulsivos de putrefacción o humedad) o incluso alguien que te toca el cuerpo. A diferencia de los ensueños, en las alucinaciones se mantiene el contexto real y se tiene la convicción de estar despierto.

Soñar con genialidades

Los testimonios históricos cuentan con multitud de ejemplos de inspiraciones creativas que se forjaron al soñar. Desde el tiempo de las cavernas. Algunos arqueólogos estudiosos de las pinturas rupestres de Lascaux (Francia) datadas entre 10.000-40.000 años atrás afirman que se trataría de representaciones oníricas. Otros artistas pictóricos más recientes como Salvador Dalí (*El sueño*), Frida Kahlo (*El sueño*), Max Ernst (*Sueño de una niña perseguida por un ruiseñor*), Paul Nash (*Paisaje desde un sueño*) o Gil Bruvel (*El sueño se va*) crearon estas obras de arte como producto de sus ensueños, como así lo reflejaron en los títulos de sus obras.

Algo parecido ocurre en la literatura. Mary Shelly soñó con dos de las escenas que se convirtieron en Frankenstein y Robert Lewis Stevenson en *El extraño caso de Dr. Jekyll y Mr. Hyde*. Jorge Luis Borges escribió *El libro de los sueños* y afirmaba que «Todas las artes son acaso una forma de sueño».

Asimismo, algunos cineastas han llevado sus sueños a la gran pantalla. Ingmar Bergman, Federico Fellini, Orson Wells o Robert Altman afirman haber soñado premonitoriamente con escenas de sus películas más populares y reconocidas.

Las melodías oníricas como preludio de composiciones exitosas también se han evidenciado en músicos clásicos como Ludwig van Beethoven e Igor Stravinsky, así como en músicos más actuales como Billy Joel y Paul McCartney. McCartney incluso llegó a comentar que al haber soñado con la canción *Yesterday* no estaba seguro de haberla escrito realmente.

Sin llegar a ser celebridades, seguramente hay en todas las personas ocasiones en las que los sueños pueden aportar ideas creativas que con fortuna se puedan llegar a materializar.

Las pesadillas según la ciencia

Las pesadillas son episodios de emociones desagradables que ocurren mientras dormimos. Generan despertares bruscos y se recuerdan después. El 4 % de los adultos las sufren. Suelen ser más comunes en personas que han padecido amenazas a su supervivencia, seguridad o integridad física, y con frecuencia sufren estrés postraumático. También se dan en la depresión, ansiedad, enfermedades psiquiátricas como la esquizofrenia o trastornos de la personalidad. Además de estos, las pesadillas son más recurrentes en cuadros de fiebre, apnea del sueño, narcolepsia, después de un accidente o tras haber sido testigo de una muerte súbita o por el estrés extremo de la vida diaria.

La mayoría de las pesadillas por estrés postraumático son originadas por un acontecimiento pasado de gran carga emocional que no se ha superado. Este tipo de estrés se caracteriza por una respuesta exagerada a una experiencia traumática, como en el caso de calamidades naturales, ataques terroristas, guerras o agresiones físicas severas. Es frecuente en personas que han padecido la muerte súbita de un ser querido, han sido testigos de un accidente o han sido expuestas a situaciones de impacto emocional alto en situaciones extremas. A modo de ejemplo, la tasa de estrés postraumático aumentó considerablemente con la crisis de la COVID-19 como resultado del estado de alerta y el confinamiento.

Algunos expertos afirman que los episodios de estrés postraumático generan alteraciones en los circuitos neuronales asociados con la memoria episódica y la gestión de las emociones. Estas personas continúan teniendo reacciones nerviosas desmedidas asociadas al trauma que lo generó. En consecuencia, en el momento de «desconexión cerebral» durante el sueño profundo estos parámetros de magnitud excepcional no resueltos provocan que no se completen las fases del sueño y se genera un estado de alerta.

Lamentablemente, los cuadros de pesadillas pueden persistir toda la vida e incluso transmitirse a la descendencia.

La herencia de las pesadillas

Se calcula que el 30% de los nietos e incluso biznietos de los descendientes de veteranos o refugiados de guerra, los supervivientes del holocausto o de genocidios, las víctimas de torturas y violaciones, etcétera suelen tener episodios recurrentes de pesadillas. Los descendientes pueden heredar las pesadillas, aunque no hayan experimentado estos episodios traumáticos en primera persona. Este proceso se denomina «trauma de transmisión transgeneracional». Sería una forma epigenética de herencia de episodios traumáticos, todavía poco explorada, que aumentaría la vulnerabilidad a tener pesadillas evocando los traumas emocionales sufridos por sus antepasados.

215

Por otra parte, las pesadillas pueden producirse en algunos casos como efecto secundario de algunos medicamentos para la hipertensión arterial o para el tratamiento de algunas enfermedades neurológicas, por el abuso de alcohol, estupefacientes y otras drogas recreativas.

Las pesadillas son más frecuentes en los niños y los adolescentes que en los adultos. En particular tienen una incidencia mayor entre los tres y seis años de edad. Las causas pueden ser variadas e incluyen tanto el desarrollo, la genética y aspectos psicológicos. Normalmente ocurren en mitad de la noche o por la mañana temprano y suelen relatarse como peligros inminentes del pequeño que generan angustia.

Si se despiertan durante la pesadilla, se calman fácilmente si se les reconforta y se les brinda sensación de seguridad.

Los tratamientos para las pesadillas son muy variados dependiendo del grado de importancia y la recurrencia. Los fármacos más utilizados, como la prazosina y la clonidina, reducen la producción de hormonas de estrés (adrenalina y noradrenalina).

En otros casos se utilizan antipsicóticos, ansiolíticos y antidepresivos, pero para ello se requiere definir muy bien el tipo de pesadillas y su origen, ya que la mayoría de los estudios con estos tratamientos tienen poca base experimental. Estos tratamientos se pueden acompañar con terapia cognitivo-conductual, higiene del sueño, hipnoterapia o técnicas de relajación, pero en los casos muy severos las terapias no farmacológicas por sí solas no sirven.

¿Se pueden controlar las pesadillas?

Algunas propuestas vanguardistas afirman que las pesadillas se pueden controlar con técnicas como la terapia de ensayo en imaginación. Se lleva practicando durante tiempo en veteranos de guerra y es eficaz en niños.

Para ejercitarse se requiere el asesoramiento de un especialista. La primera parte del ejercicio se basa en escribir la pesadilla, seguido de reescribirla, pero con un contexto agradable y un final feliz. Posteriormente, se intenta visualizar con imágenes detalladas la nueva historia relajante. Se reproduce el proceso para implantar paulatinamente esa nueva historia en los circuitos neuronales. Esta terapia funciona mejor cuando se practica simultáneamente con la terapia cognitivo-conductual.

La terapia de ensayo en imaginación es muy útil en los sujetos que tienen sueños lúcidos, es decir, que pueden soñar siendo conscientes de que están teniendo una experiencia onírica. Sería soñar despierto en el sentido literal de la palabra. En estos casos se puede intervenir más fácilmente en la pesadilla con bastante éxito terapéutico.

Café, tabaco, alcohol y sueño

La dosis de café cuenta

El café presenta algunas buenas propiedades para el cerebro. La cafeína abundante en el café facilita el aprendizaje en tareas de información pasiva, es decir, cuando recibimos información sin pretender memorizarla. Por ejemplo, cuando leemos el periódico.

Asimismo, la cafeína parece facilitar las tareas relacionadas con la memoria ejecutiva (la que nos permite tomar decisiones), siempre y cuando no sean muy concienzudas.

Por el contrario, la cafeína no tiene efectos en la memoria cuando estamos aprendiendo intencionadamente, por ejemplo, cuando intentamos memorizar una tarea o información.

Además de la cafeína, el café contiene ácido clorogénico, otro compuesto que presenta propiedades beneficiosas para el cerebro. Se ha demostrado que el ácido clorogénico es un potente antioxidante beneficioso para recuperarse de lesiones cerebrales. En este sentido, un estudio efectuado en animales de experimentación demostró que este ácido reducía los efectos nocivos de los radicales libres que se generan con la respiración de las neuronas y aceleraba la recuperación de la memoria de orientación en el espacio. El ácido clorogénico también protege a las neuronas frente a agentes tóxicos.

Pero no todo son buenas noticias con respecto al café para el cerebro. La dosis de café diaria y el momento del día en el que se consuma son muy importantes:

✓ Las bajas dosis de café (una o dos tazas de café al día, equivalentes a unos 1,5 gramos) consumidas a primera hora de la mañana ayudan a despertar el cerebro, mejorando la atención mental.
✓ Por el contrario, exceder dos tazas de café al día o consumir café después de las cuatro o las cinco de la tarde puede generar ansiedad y nerviosismo, aumentando las probabilidades de sufrir insomnio.
✓ El café tiene melatonina (inductora del sueño) pero el consumo nocturno combinado con cafeína contrarresta el efecto sedante.

Las altas dosis de cafeína típicamente prolongan la latencia del sueño, reducen el tiempo durmiendo y empeoran la calidad. Las ondas lentas de las neuronas durante el sueño profundo se atenúan, por lo

217

que cuesta más inducir el sueño profundo. Estos efectos son más agudos en los adultos más mayores cuando se comparan con los adultos más jóvenes, lo que indicaría que con la edad hay que tener más cuidado con el consumo de café.

¿El té verde o negro tiene el mismo efecto que el café?

Al igual que el café, el té tiene sus ventajas e inconvenientes. El té contiene teofilina y teína, que son sustancias estimulantes y mantienen despierto. En contrapartida, contienen teanina, que es una molécula similar al ácido glutámico que se utiliza para fabricar el GABA relajante. También afecta a los niveles de serotonina.

Conviene seguir el ritual del té a la manera inglesa, es decir, a la clásica hora de las cinco de la tarde como máximo, y no postergar la hora del té para más avanzada la tarde.

El tabaco es un mal aliado del sueño

Los cigarrillos contienen una gran cantidad de componentes variados entre los cuales hay estimulantes que son contraproducentes para dormir. Se calcula que entre un 17 y un 20 % de los fumadores apenas llegan a alcanzar 6 horas de sueño por noche. El 36 % de los fumadores jóvenes manifiestan tener problemas para dormir.

Entre los componentes estimulantes del tabaco está la nicotina. Este compuesto interacciona con algunas neuronas ejerciendo un efecto directo sobre el ánimo y el sueño. Los estudios demuestran que la nicotina aumenta el tiempo de latencia para dormir, fragmenta el sueño y reduce las ondas lentas de las neuronas, aminorando la eficiencia del sueño profundo y aumentando las interrupciones del sueño. Algunos estudios indican que además suprime las fases REM, por lo que el sueño es menos eficaz. Por añadidura, fumar se asocia con una mayor prevalencia de problemas respiratorios, lo que agudiza la mala calidad del sueño.

La nicotina puede además enmascarar el agotamiento diurno.

Cuando se decide dejar de fumar se pueden experimentar al principio algunas noches de insomnio, irritabilidad y cansancio. Se necesitan unos días para que las células que interaccionan con la nicotina se habitúen fisiológicamente a la nueva situación de abstinencia. Pasado ese tiempo de desintoxicación, el trastorno del sueño debería revertir. Si se utilizan fármacos para aliviar el síndrome de abstinencia del tabaco, se puede generar un aumento de los sueños vívidos (mayor frecuencia e intensidad de la actividad onírica y de las pesadillas) durante el tratamiento.

Mucho alcohol y poco dormir

Aunque parezca que el consumo de alcohol pueda dar somnolencia, la calidad y la duración del sueño se deterioran. Esto ocurre sobre todo en personas con metabolismo lento para el alcohol, como es el caso de muchas mujeres. El alcohol suprime la correcta duración y compleción de la fase REM del sueño, por lo que el sueño se hace más ligero y se tiene mayor tendencia a desvelarse durante la noche precisamente en las fases más profundas. En consecuencia, se tiene la sensación de no haber descansado. Por otra parte, el consumo de alcohol genera que nuestro reloj interno biológico sea menos eficaz para ajustarse a los cambios de luz ambientales.

Se calcula que para metabolizar la toxicidad del alcohol en el cerebro y que no interfiera en el sueño se debe esperar dos horas tras haber consumido una copa de vino.

En épocas recientes se ha demostrado que el exceso de alcohol altera la actividad del gen FABP7. Este gen se ha relacionado con la inducción al sueño, por lo que, si su producción se ve afectada, sería sinónimo de tener más dificultades para dormir bien.

La adicción al alcohol genera un detrimento en la calidad del sueño. Se establecen ciclos del sueño entrecortados con despertares frecuentes y no se consigue la sensación de haber descansado lo suficiente. Además, genera una mayor tendencia a la obstrucción de las vías respiratorias y con frecuencia se tiene tendencia a roncar. Por otra parte, cuando se inician terapias de rehabilitación para aliviar esta adicción se puede pasar por una etapa de transición en la cual se tienen dificultades para conciliar el sueño. Normalmente suele ser un efecto pasajero hasta recuperar el equilibrio.

Puestos a beber en una celebración, es más aconsejable el vino tinto. La piel y las semillas de la uva negra contienen una gran cantidad de melatonina. Por ejemplo, se ha medido una cantidad significativa de esta molécula en los vinos con uva tempranillo, syrah o merlot.

¿Cómo superar la resaca postalcohol?

Evitar la deshidratación. Al beber se aumenta el riesgo de deshidratación, a la que el cerebro es particularmente vulnerable. Acompaña el consumo de alcohol con abundante agua.

Tipo de bebida. Beber de preferencia cerveza de baja graduación. Si es vino, que sea tinto (más rico en antioxidantes naturales).

Evitar los refrescos con azúcar. Sobre todo los refrescos en los combinados. El azúcar contribuye a desvelarse.

A la mañana siguiente. Beber abundante agua. Tomar vitamina C y aspirina C efervescente (para mejorar la vascularización). Si tienes náuseas, toma infusiones de jengibre. También puedes preparar mezclas con antioxidantes naturales, como la vitamina E, vitamina C, vitaminas B6 y B9 y cúrcuma.

Mi fórmula personal. Zumo de una mezcla de espinacas, remolacha, cúrcuma, jengibre, papaya y mandarina.

Puedes leer el artículo en mi blog sobre cómo superar más eficazmente la resaca postalcohol: https://raquelmarin.net/como-superar-la-resaca-cerebral/.

Ejercicio físico para dormir mejor

La fisiología del ser humano se forjó en la evolución adaptada a individuos que caminaban mucho en busca de asentamiento, agua y alimentos. Los homínidos de los que procedemos evolutivamente también precisaban de una buena condición física para combatir los posibles peligros con otros depredadores. Por consiguiente, la práctica del ejercicio físico se encuentra en nuestra impronta evolutiva como parte de nuestra naturaleza.

Para dormir bien es necesario que haya un equilibrio adecuado entre el cuerpo y la cabeza, por lo que la práctica del ejercicio físico suave suele contribuir a tener mejor calidad del sueño. Es preferible elegir ejercicios aeróbicos como caminar a buen paso (en especial por la naturaleza), correr, nadar, montar en bicicleta, deportes de raqueta o balón. Se puede añadir a la lista un paseo vespertino suave y relajante o ejercicios anaeróbicos de resistencia moderada. Este tipo de actividad física aumenta la producción de serotonina (la molécula del bienestar mental) y de betaendorfinas (sustancias producidas por el cerebro que activan sensaciones placenteras).

Si la actividad física es intensa, no se debe efectuar a última hora del día. La actividad física aumenta la producción de las hormonas de estrés (principalmente la adrenalina y la noradrenalina), además de potenciar la actividad cardiovascular. Ambos factores son enemigos de conciliar el sueño, por lo que conviene dejar pasar entre tres y cuatro horas desde que se finaliza el ejercicio físico intenso hasta el momento de acostarse. Contrariamente a lo que se pueda creer, entrenarse hasta el agotamiento antes de acostarse no beneficia el descanso nocturno.

221

Sexo y sueño se complementan

Tanto dormir como practicar sexo son dos necesidades fisiológicas que optimizan la salud integral. Por esta razón, no es difícil imaginar que ambos puedan ser complementarios. De manera general, tener sexo ayuda a conciliar el sueño y por su parte dormir bien potencia la sexualidad.

El efecto sedante del orgasmo

No hay suficientes estudios concluyentes, pero de manera empírica el acto sexual libera hormonas como la oxitocina, la dopamina y la prolactina que generan sentimientos relajantes, placenteros y de bienestar consigo mismo. Además, el sexo reduce el cortisol, la hormona del estrés. En las mujeres se liberan hormonas sexuales femeninas que ayudan a prolongar la fase REM.

Según dicta la creencia popular, el efecto sedante del orgasmo suele ser mayor en el género masculino que en el femenino, aunque no se explique desde el punto de vista químico. Seguramente mucho va a depender de la cantidad de estas hormonas que se libere durante el acto sexual y el grado de placer experimentado, con independencia de ser hombre o mujer. De hecho, se sabe que cuando se alcanza un orgasmo satisfactorio se consigue estadísticamente más somnolencia en el 60 % de los sujetos con independencia del género. De acuerdo a este principio, se dormirá mejor si la actividad sexual ha sido plenamente satisfactoria.

Placer consigo mismo

La masturbación puede ser una alternativa interesante para conciliar mejor el sueño. Los expertos indican que masturbarse para conseguir el orgasmo ayuda a dormir a hombres y a mujeres en el 50% de los casos. También puede ser una alternativa interesante si hay despertares nocturnos para volver a dormir más fácilmente.

Privarse de dormir baja la libido

De la misma manera que practicar sexo mejora la conciliación del sueño, no dormir lo suficiente reduce la libido. Tener insomnio se considera un factor de riesgo de disfunción sexual en la mujer y disfunción eréctil en el hombre. Además, dormir poco altera los niveles de testosterona, que es la hormona aliada del deseo sexual. Otros factores asociados con trastornos del sueño como la apnea o los desajustes de los ciclos circadianos también generan una disminución del apetito sexual y mayor riesgo de disfunciones sexuales.

Por otra parte, el insomnio aumenta la irritabilidad y el nerviosismo, con lo cual pueden aumentar los problemas de pareja que hacen que la práctica sexual se reduzca. Por todo ello, los terapeutas del sueño sugieren que para aumentar la libido conviene dormir entre 7 y 8 horas por noche.

6

Aplicaciones vanguardistas del sueño

> El último refugio de los insomnes es una sensación de superioridad al mundo dormido.
>
> LEONARD COHEN

¿*T*e imaginas levantarte sabiendo un idioma que no hablabas la noche antes?

La posibilidad de adquirir información inédita mientras estamos durmiendo «sin hacer nada» es un sueño idílico y ancestral del ser humano que aún la ciencia no parece hacer realidad. Pero se hacen progresos fascinantes en ese campo.

La investigación efectuada hasta ahora indica que no somos conscientes de los estímulos del entorno mientras dormimos, ya que la maquinaria neuroquímica y genética, la conectividad neuronal y el metabolismo del cerebro no están en las condiciones ideales para la memoria a largo plazo. Sin embargo, esto no excluye la posibilidad de que percibamos y almacenemos en el inconsciente. De hecho, si la desconexión del cerebro fuera total mientras dormimos, seguramente las posibilidades de sobrevivir hubieran sido muy bajas en los momentos de máxima vulnerabilidad. Todo indica que seguimos percibiendo sonidos, olores y estímulos diversos durante la noche para podernos despertar inmediatamente en caso de alarma. Este fenómeno indica que tenemos de alguna manera un registro permanente de lo que ocurre en el contexto exterior, incluso en el estado inconsciente de desconexión mental.

Una de las funciones del sueño es precisamente reforzar y consolidar la información relevante adquirida anteriormente. Durante las fases del sueño profundo de ondas lentas theta (NoREm 4) se observan estados que corresponden a una alta actividad neuronal compatible con el aprendizaje. Algo similar ocurre con las fases REM, que corresponden a las fases en las que se consolida el aprendizaje del día de antes. Por consiguiente, todo apunta a que, si se consigue estimular las neuronas coincidiendo con esos picos de actividad, se podría almacenar información nueva.

En esta figura de las fases del sueño de un adulto joven se han resaltado los momentos óptimos para inducir nueva información, lo que se denomina aprendizaje inducido. Coincidirían con los momentos de mayor actividad neuronal para consolidar la memoria de acuerdo a las evidencias científicas.

Todas estas premisas desembocan en la excitante conclusión de que adquirir información nueva mientras se duerme es posible. El inconveniente es que el aprendizaje queda registrado en el inconsciente, lo que impide que sea recordado conscientemente al despertar.

Una de las técnicas utilizadas para estimular el cerebro y activar los circuitos del aprendizaje inducido durmiendo se basa en utilizar estímulos complementarios externos, como puede ser un olor o palabras sueltas.

En los siguientes párrafos se comentan brevemente las estrategias de algunos experimentos efectuados en ese sentido. Para ello, se efectúan estimulaciones olfativas o visuales en paralelo con ejercicios de memorización, en el ánimo de aprender más y mejor apoyándose en el sueño.

Quién sabe si se encontrarán en el futuro las estrategias adecuadas para conseguir que el mayor de los sueños perseguidos por el ser humano se haga realidad: saberlo todo sin esfuerzo usando la alquimia del sueño.

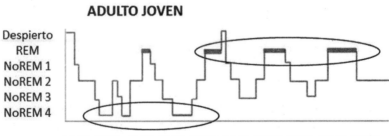

ADULTO JOVEN

Memorizar durmiendo y oliendo a rosas

En un ensayo efectuado en la Universidad de Lübeck, en Alemania, se consiguió consolidar nueva información sobre la ubicación de objetos gracias a la estimulación con olores al dormir.

Los voluntarios tenían que visualizar y aprender el emparejamiento y ubicación de quince pares de cartas en una cuadrícula en el ordenador. Mientras un grupo efectuaba el ejercicio oliendo a rosas, el otro grupo lo hacía sin ningún olor en particular. Después, ambos grupos se fueron a la cama a las once de la noche y se levantaron a las seis y media de la mañana, con la salvedad de que el grupo que había estado oliendo rosas durmió con la exposición a ese olor durante las fases del sueño de ondas lentas. Ambos grupos volvieron a efectuar el ejercicio a las siete y media de la mañana del día siguiente.

El protocolo era el siguiente:

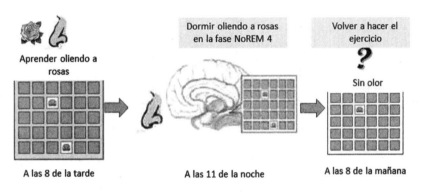

Aprender oliendo a rosas

Dormir oliendo a rosas en la fase NoREM 4

Volver a hacer el ejercicio

Sin olor

A las 8 de la tarde   A las 11 de la noche   A las 8 de la mañana

Fuente: Rasch y colaboradores: Science (2007), 315: 1426.

225

Los resultados mostraron que los participantes que habían estimulado el olfato durante la noche en las fases de ondas lentas de las neuronas conseguían emparejar las cartas en la ubicación correcta doce puntos por encima del otro grupo. Lo curioso es que no se conseguía este resultado si el estímulo del olfato se hacía en otras fases del sueño. El aprendizaje inducido era específico de las fases de ondas lentas (NoREM 4).

Cuando se analizaba la arquitectura del cerebro de los voluntarios del experimento por resonancia magnética se observaba que en las personas con estímulo olfativo se activaba el hipocampo, una zona del cerebro que se activa durante el aprendizaje y la consolidación de la memoria. Por otra parte, estos resultados no se extrapolan a todas las edades, ya que no funcionaba con niños en los primeros años de vida.

Estos hallazgos sugieren que estimular el olfato en el contexto del aprendizaje y reestimularlo en las fases de ondas lentas neuronales potencia la consolidación de la memoria. Seguramente no hará falta que el olor sea obligatoriamente a rosas, pero sí conviene que sea un olor agradable para generar sensaciones positivas.

Fumar menos después de dormir

El hecho de que el cerebro esté «libre de prejuicios» **mientras dormimos** puede aprovecharse para modificar conductas adquiridas que se quieran modificar. El concepto de base es que el estado distinto de la mente al dormir permite sobrepasar los mecanismos de defensa del consciente y predispone al individuo para cambios conductuales con mayor facilidad.

Una de las propuestas para modificar la voluntad a través del inconsciente es utilizar olores durante el sueño para modificar significativamente algunos hábitos.

En este sentido, se efectuó un experimento con un grupo de fumadores utilizando el estímulo del inconsciente durante el sueño con el objetivo de que dejaran de fumar. En el experimento, los fumadores se exponían a un olor de tabaco junto con otros olores desagradables mientras dormían. Posteriormente, se observó que consumían un 30 % menos de cigarros en los días sucesivos.

El protocolo fue el siguiente:

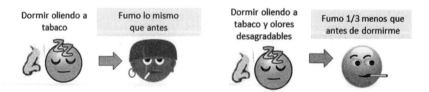

Dormir oliendo a tabaco → Fumo lo mismo que antes

Dormir oliendo a tabaco y olores desagradables → Fumo 1/3 menos que antes de dormirme

Este resultado se obtenía solamente cuando se activaba el inconsciente al dormir. No se conseguía fumar menos si el experimento se hacía cuando los participantes estaban despiertos.

Estos resultados sugieren que la forma de procesar la voluntad dormidos o despiertos es distinta, por lo que se podría utilizar en muchos

226

ámbitos. Sería una forma de tener dos recuerdos relacionados pero no idénticos que compiten en circuitos neuronales distintos.

Con esta inspiración, se están explorando actualmente otros abordajes del inconsciente utilizando palabras o sonidos que se repiten mientras la persona duerme. Si las sensaciones y los recuerdos sobre esos sonidos y palabras son distintos antes de dormir que al despertar, se confirmaría que podemos «programar» los pensamientos de formas diversas en el mismo cerebro. Podría ser fascinante el resultado de opinar «A» y «distinto de A» simultáneamente en el mismo cerebro si bien todavía está lejos de ser factible.

Asociar palabras durmiendo la siesta

Algunos experimentos han ido un paso más allá para comprobar si se puede generar una asociación de palabras durante el sueño. En concreto, un experimento efectuado por investigadores alemanes mostró que es posible inducir asociaciones de palabras mientras se echa una siesta.

Para ello utilizaron lo que en psicología se llama «aprendizaje de pares asociados». Los voluntarios se echaban una siesta mientras se registraban los patrones del cerebro al dormir. Cuando el electroencefalograma de los durmientes indicaba que las neuronas entraban en la fase de ondas lentas (NoREM 4) se les repetían verbalmente palabras por parejas. Una de las palabras tenía significado (*haus* que significa «casa» en alemán) y la otra era una pseudopalabra sin significado (*tofer*). Cuando los voluntarios despertaron se les expuso a un test para comprobar si asociaban *haus* con *tofer*.

El protocolo fue el siguiente:

227

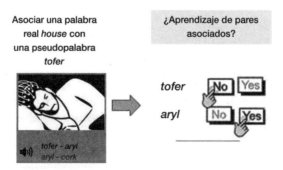

Fuente: Züst y colaboradores: *Current Biology* (2019), 29: 541.

Los investigadores comprobaron que no solamente hacían esta asociación de una pseudopalabra con una palabra común, sino que además se activaba el área del cerebro asociada con el lenguaje. Es decir, el cerebro estaba trabajando de manera similar a cuando lo hace despierto mientras escucha palabras. Por otra parte, comprobaron que obligar al cerebro a hacer este ejercicio durante la siesta no generaba mayor cansancio intelectual posteriormente, indicando que el cerebro descansaba de cualquier modo y hacían esta tarea sin esfuerzo intelectual.

Un aspecto del resultado que fascinó a los científicos es que este aprendizaje de palabras inconexas era específico del sueño, puesto que otro grupo de participantes que hizo el ejercicio idéntico mientras estaban despiertos no hacía el aprendizaje de pares asociados. Este hecho les hizo concluir que no solamente se puede aprender en el inconsciente, sino que se hace de una forma distinta al consciente, lo cual podría tener interesantes aplicaciones terapéuticas.

Asociar tonos con olores

Más allá de las palabras, se pueden asociar sonidos y olores durante el sueño. En un ensayo efectuado en Israel, se practicaron asociaciones entre sonidos y olores en voluntarios que dormían. Al despertar, los voluntarios asociaban conscientemente los tonos con los olores, haciéndose una correlación más intensa cuando el olor era agradable que cuando el olor era desagradable.

Además, estos recuerdos aprendidos durante la noche se posponían en días posteriores, indicando que realmente habían efectuado un aprendizaje de asociaciones simultáneas con dos sentidos distintos, el oído y el olfato.

Preferencias inducidas en el sueño

En un experimento efectuado en diversas instituciones chinas se ensayó si se podía manipular la preferencia a la hora de elegir un tentempié después de dormir una siesta. Para ello, se presentaron las imágenes de sesenta tentempiés distintos a los voluntarios con sus nombres correspondientes durante cuatro segundos en un ordenador. A continuación, se les pidió que eligieran sus preferidos. Después, siguieron una sesión de estimulación verbal con los nombres de ocho de los tentempiés repetidas veces, a uno de los grupos durmiendo una siesta de 90 minutos y al otro despierto. Al despertar de la siesta, se les pidió que volvieran a reestructurar sus preferencias de tentempiés.

El protocolo resumido fue el siguiente:

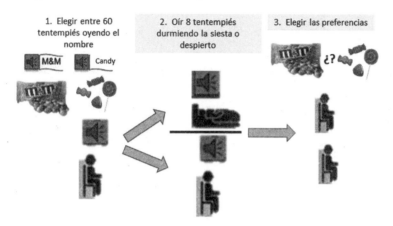

Fuente: Ai y colaboradores: *eLife* (2018), 7: e40583.

¡Eureka! El grupo que había dormido la siesta tenía ahora preferencias distintas, siendo más proclives sus integrantes a elegir lo escuchado durante el sueño. Este resultado sugiere que el procesamiento neuronal durante el sueño contribuye a ser más flexible en las preferencias de una forma selectiva. Es probable que con el aprendizaje inducido en el sueño el cerebro busque atajos basados en lo implantado en el inconsciente mientras se dormía para ahorrar esfuerzo intelectual.

Esta prueba es una confirmación más de que la inducción de pensamientos inconscientes puede influir en nuestras decisiones y que la voluntad se podría manipular en las fases del sueño de ondas lentas.

Dialogar con los durmientes

Uno de los inconvenientes principales para poder inducir cambios en los pensamientos de una persona que está durmiendo radica en el hecho de que la persona no está consciente en ese momento. Cuando se vuelve al estado consciente, al despertar, normalmente no recuerda lo soñado en retrospectiva o lo recuerda distorsionado.

¿Y si se pudiera dialogar e interaccionar con la persona dormida mientras está soñando? Resolver esta pregunta fue lo que se plantearon diversos científicos en cuatro laboratorios independientes de Francia, Alemania, Holanda y Estados Unidos.

Los investigadores aprovecharon la habilidad que tienen algunas personas de experimentar sueños lúcidos.

¿Qué es un sueño lúcido?

A diferencia de una actividad onírica clásica en la que la experiencia del sueño se acepta como mero observador sin poderlo cambiar, en el sueño lúcido la persona tiene un control completo sobre lo que está soñando. La persona que sueña lúcidamente es consciente de que está soñando, y lo reconoce como tal e incluso puede cambiar su contenido. Aunque todos hemos soñado lúcidamente alguna vez, es poco frecuente. Ocurre fundamentalmente durante la fase REM del sueño y se acompaña de movimientos de los párpados.

Para el experimento invitaron tanto a personas que solían tener sueños lúcidos como a personas que no tenían constancia de tenerlos. Mientras los participantes dormían, los investigadores hicieron registros de comportamiento de los cerebros. Al entrar en la fase REM del sueño, hicieron interacciones con los durmientes de varias maneras:

1. Visual, con *flashes* de luz intermitente.
2. Auditivo, con preguntas sencillas de responder «sí» o «no», como por ejemplo: «¿Hablas español?», «¿Te gusta el chocolate?», «¿Estás estudiando biología?».
3. Táctil, para saber si sentían el tacto.

Por su parte, los participantes dormidos respondían con movimientos de los párpados o gestos de la cara que posteriormente contrastaban con los testimonios de los sueños una vez se habían despertado.

El protocolo se podría resumir así:

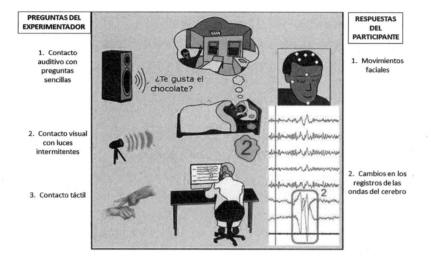

Fuente: Konkoly y colaboradores: *Current Biology* (2021), 31: 1417.

En el trabajo científico se relatan algunos testimonios divertidos de los participantes:

Una participante francesa relató: «En mi sueño estaba en una fiesta. De repente oí la voz de Dios preguntándome si me gustaba el chocolate, si estudiaba biología y si hablaba español. No estaba muy segura de la tercera respuesta porque chapurreo español, así que contesté que "no" y me volví a la fiesta».

(En este caso el experimentador había establecido contacto auditivo con preguntas sencillas.)

Un participante americano relató: «Estaba en un aparcamiento por la noche cuando de repente era de día con luz intermitente. Recuerdo que estaba jugando con un videojuego y pensé que seguramente estaba soñando. De pronto perdí el control de mis músculos y sentí mucho calor en las orejas. Oí una voz que me preguntaba cuánto eran 8 menos 6 y contesté que 2».

(En este caso el experimentador había establecido contacto con luces intermitentes.)

231

Un participante alemán relató: «Me encontraba luchando contra duendes y seres extraterrestres cuando de repente noté que me daban golpecitos en la mano. Recuerdo que me sorprendí mucho al darme cuenta de que era capaz de hacer varias cosas a la vez que respondía al experimento».

(En este caso el experimentador había establecido contacto táctil.)

¿Cómo inducir los sueños lúcidos?

Aunque no es lo más frecuente, los expertos afirman que todos hemos experimentado un sueño lúcido en algún momento de la vida. Soñar lúcidamente se puede inducir con algunas técnicas farmacológicas, lumínicas y electromagnéticas.

Una de estas tecnologías se efectuó en la Universidad de Fráncfort, en Alemania, con personas que no recordaban haber tenido nunca un sueño lúcido. Mientras los participantes dormían en el laboratorio, cuando llegaron a la fase REM del sueño se estimularon las neuronas con una descarga eléctrica de ondas gamma (por encima de los 30 hercios) en la zona de la frente durante unos pocos segundos. La estimulación de las ondas gamma potenció la aparición de los sueños lúcidos en casi un 80 %.

Las ondas gamma se manifiestan en el cerebro para resolver problemas complejos que requieren una alta actividad mental o en situaciones de emergencia para reaccionar rápidamente.

Los resultados fueron asombrosos al establecer una comunicación a doble banda con todos los participantes. Comprobaron que los durmientes podían responder a operaciones matemáticas sencillas, diferenciar estímulos táctiles, visuales o auditivos y responder a preguntas. Además, la interacción se estableció tanto durante el sueño nocturno como durante la siesta. El requisito fundamental para establecer esta comunicación se basaba en que debían estar en la fase REM del sueño y no en otras.

Los investigadores comentan que hubo un cierto aprendizaje durante el sueño, ya que muchos de los participantes recordaban las operaciones matemáticas desconocidas al despertarse.

Estos resultados vanguardistas llevan a la conclusión de que el sueño interactivo es posible. Los resultados ofrecen numerosas oportunidades para adquirir información en tiempo real sobre lo que se sueña y sobre cómo modificar los malos sueños. Es posible que cuando se confirmen estos estudios se puedan establecer terapias para pacientes con estrés postraumático, insomnio, ansiedad, pesadillas, etcétera.

233

Y ahora… ¡a dormir!

$\mathcal{H}$emos llegado al final de este recorrido por el amplio y complejo mundo de dormir y soñar.

La investigación en este campo está en pleno auge, tanto en el abordaje del conocimiento de los mecanismos que regulan el sueño como en las funciones y aplicaciones de esta actividad a la que dedicamos gran parte de nuestra vida.

La ventana innovadora de las posibles utilizaciones que se puedan extraer del sueño podría extenderse en el futuro mucho más allá de lo que hasta ahora el ser humano había imaginado, adentrándose en el mundo del inconsciente. El tiempo dirá. Si Calderón de la Barca levantara ahora la cabeza, seguramente reemplazaría el final del conocido soliloquio de Segismundo en *La vida es sueño*:

> que toda la vida es sueño,
> y los sueños, sueños son.

por los versos:

> que toda la vida es sueño,
> y los sueños puede que no lo sean.

Al llegar a esta parte de tu lectura, como escritora me quedan dos satisfacciones:

- ✓ Si el libro te quitó el sueño, sería porque te interesaba.
- ✓ Si el libro te dio sueño, entonces funcionaron las explicaciones.

Lo importante es nunca dejar de soñar de alguna manera consciente o inconsciente. El cerebro se encargará de ello.

Bibliografía

Ai, S. y colaboradores: *Promoting subjective preferences in simple economic choices during nap* (2018), eLife, 7: e40583. DOI: 10.7554/eLife.40583.

Álamo González, C. y colaboradores: *Insomnio. Pautas de actuación y seguimiento* (2016), FFOMC y OMC, ISBN: 978-84-7867-352-0.

Besedovsky, L., Lagne, T. y Haack, M.: «The sleep-immune crosstalk in health and disease» (2019), *Physiology Review*, 99: 1325-1380. ISSN: 0031-8999.

Blackburn, E. y Epel E.: *La solución de los telómeros. Un acercamiento revolucionario para vivir más joven, más sano y más tiempo* (2017), Editorial Aguilar, ISBN: 978-84-66344-68-5.

Bragg, S. y colaboradores: «Updates in insomnia diagnosis and treatment» (2019), *The International Journal of Psychiatry in Medicine*, 0: 1-15 DOI: 10.1177/0091217419860716.

Brittany, A. y colaboradores: «Sleep, circadian rhythm, and gut microbiota» (2020), *Sleep Medicine Reviews*, 53: 101340. DOI: 10.1016/j.smrv.2020.101340.

Brown, R. E. y colaboradores: «Control of sleep and wakefulness» (2012), *Physiology Reviews*, 92: 1087-1187, DOI: 10.1152/physrev.00032.2011.

Chen, C.-Q. y colaboradores: «Distribution, function and physiological role of melatonin in the lower gut» (2011), *World Journal of Gastroenterology*, 17(34): 3888-3898. ISSN 1007-9327.

Estivill, E.: *Que no te quiten el sueño* (2013), Editorial Planeta, ISBN: 978-84-08-11839-8.

Irwin, C. y colaboradores: «Effects of probiotics and paraprobiotics on subjective and objective sleep metrics: a systematic review and meta-analysis» (2020), *European Journal of Clinical Nutrition*, 741536-1549, DOI: 10.1038/s41430-020-0656-x.

Kanaya, H. y colaboradores: «A sleep-like state in Hydra unravels conserved sleep mechanisms during the evolutionary development of the central nervous system» (2020), *Science Advances*, 6:1-11, ISSN: 2375-2548.

Killgore, W. D. S.: «Effects of sleep deprivation on cognition» (2010), G. A. Kerkhof Y H. P. A. Van Dongen (editores), *Progress in Brain Research*, Vol. 185, Cap. 7, ISSN: 0079-6123.

Konkoly, K. y colaboradores: «Real-time dialogue between experimenters and dreamers during REM sleep» (2021), *Current Biology*, 31: 1417-1427, DOI: 10.1016/j.cub.2021.01.026 .

Leproult, R. y Van Cauter, E.: «Role of sleep and sleep loss in hormonal release and metabolism» (2010), *Endocrine Development*, 17:11-21, DOI: 10.1159/000262524.

Li ,Y. y colaboradores: «The Role of Microbiome in Insomnia, Circadian Disturbance and Depression» (2018), *Frontiers in Psychiatry*, 9: 669. DOI: 10.3389/fpsyt.2018.00669.

Louveau, A. y colaboradores: «Structural and functional features of central nervous system lymphatic vessels» (2015), *Nature*, 523:337, ISSN: 1476-4687.

Luca, G. y colaboradores: «Age and gender variations of sleep in subjects without sleep disorders» (2015), *Annals of Medicine*, 47:6, 482-491, DOI: 10.3109/07853890.2015.1074271.

Mantua, J. y Spencer R. M. C.: «Exploring the nap paradox: are mid-day sleep bouts a friend or foe?» (2017), *Sleep medicine*, 37:88-97, DOI: 10.1016/j.sleep.207.01.019.

Marín, F. y Sierra F.: *Combatir el insomnio* (2018), RBA libros S.A., ISBN: 978-84-9187-248-1.

Meng, X. y colaboradores: «Dietary Sources and Bioactivities of Melatonin» (2017), *Nutrients*, 9: 367. DOI:10.3390/nu9040367.

Morris, G. O., Williams H. L. y Lubin, A.: «Misperception and disorientation during sleep» (1960), *Archives of Genetic Psychiatry*, 2:247-254, DOI: 10.1001/archpsyc.1960.03590090003002.

Nicholls, H.: *Duérmete ya* (2018), Editorial Blackie Books, S.L.U, ISBN: 978-84-17059-77-4.

Nir, Y. y Tononi, G.: «Dreaming and the brain: from phenomenology to neurophysiology» (2010), *Trends in cognitive science*, 14: 2, DOI: 10.1016/j.tics.2009.12.001.

Ono, D. y Yamanaka, A.: «Hypothalamic regulation of the sleep/wake cycle» (2017), *Neuroscience Research*. 118; 74-81, DOI: 10.1016/j.neures.2017.03.013.

Pengfei, X. y colaboradores: «Melatonin prevents obesity through modulation of gut microbiota mice» (2017), *Journal of Pineal Research,* 62: e12399. DOI: 10.1111/jpi.12399.

Quad, L. y colaboradores: «The neurobiology of interoception in health and disease» (2018), *Annals of New York Academy of Science,* 1428: 112-128, DOI: 10.1111/nyas.13915.

Rasch, B. y colaboradores: «Odor cues during Slow-Wave Sleep prompt declarative memory consolidation» (2007), *Science,* 315: 1426-1429.

Rieman, D. y colaboradores: «European insomnia guideline» (2017), *Journal of Sleep Research,* vol. 26, pp. 675-700.

Sabia, S. y colaboradores: «Association of sleep duration in middle and old age with incidence of dementia» (2021), *Nature Communications,* vol. 12, pp. 2289-2294, DOI: 10.5281/zenodo.4572438.

Sagalés, T. y Bové A.: *Introducción al estudio del sueño: evolución y características esenciales* (2015), *Tratado de Medicina del Sueño,* SES, Editorial Médica Panamericana, ISBN: 978-8498352030.

Samson, D. R. y Nunn C. L.: «Sleep intensity and the evolution of human cognition», *Evolutionary Anthropology* (2015), 24:225-237, DOI: 10.1002/evan.21464, wileyonlinelibrary.com.

Shun, N. y colaboradores: «The effect of repetitive transcranial magnetic stimulation for insomnia: a systematic review and meta-analysis» (2021), *Sleep medicine,* 77: 236-247, DOI: 10.1016/j.sleep.2020.05.020.

St-Onge, M.-P. y colaboradores: «Effects of diet on sleep quality» (2016), *Advances in Nutrition,* 7: 938–949, DOI: 10.3945/an.116.012336.

Svensson, T. y colaboradores: «The Association Between Habitual Sleep Duration and Mortality According to Sex and Age: The Japan Public Health Center-based Prospective Study», *J Epidemiol* (2021), 31(2): 109–118. DOI: 10.2188/jea.JE20190210.

Wagner-Skacel, J. y colaboradores: «Sleep and Microbiome in Psychiatric Diseases» (2020), *Nutrients,* 12: 2198, DOI: 10.3390/nu12082198.

Walker, M. P.: «The role of sleep in cognition and emotion» (2009), *Annals of New York Academy of Science,* 1156:168-197, DOI:10.1111/j.1749-6632.2009.04416.x.

Züst, M. A. y colaboradores: «Implicit vocabulary learning during sleep is bound to slow-wave peaks» (2019), *Current Biology,* 29: 541-553, DOI: 10.1016/j.cub.2018.12.038.

ESTE LIBRO UTILIZA EL TIPO ALDUS, QUE TOMA SU NOMBRE
DEL VANGUARDISTA IMPRESOR DEL RENACIMIENTO
ITALIANO, ALDUS MANUTIUS. HERMANN ZAPF
DISEÑÓ EL TIPO ALDUS PARA LA IMPRENTA
STEMPEL EN 1954, COMO UNA RÉPLICA
MÁS LIGERA Y ELEGANTE DEL
POPULAR TIPO
PALATINO

ALIMENTA EL SUEÑO PARA UN CEREBRO SANO
SE ACABÓ DE IMPRIMIR EN UN DÍA DE INVIERNO
DE 2022, EN LOS TALLERES GRÁFICOS
DE EGEDSA, P.I. SURESTE, CARRER DE ROÍS
DE CORELLA, 12, 08205 SABADELL
(BARCELONA)